临床内科学理论与治疗实践

主编 董沙沙 张殿杰 王允周 刁 兵 郭 文

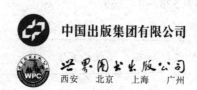

中国出版集团有限公司

世界图书出版公司

西安　北京　上海　广州

图书在版编目（CIP）数据

临床内科学理论与治疗实践/董沙沙等主编.—西安：世界图书出版西安有限公司，2023.6
ISBN 978-7-5232-0525-9

Ⅰ.①临… Ⅱ.①董… Ⅲ.①内科学 Ⅳ.①R5

中国国家版本馆CIP数据核字（2023）第118773号

书　　名	临床内科学理论与治疗实践 LINCHUANG NEIKEXUE LILUN YU ZHILIAO SHIJIAN
主　　编	董沙沙　张殿杰　王允周　刁　兵　郭　文
责任编辑	马元怡
装帧设计	济南睿诚文化发展有限公司
出版发行	世界图书出版西安有限公司
地　　址	西安市雁塔区曲江新区汇新路355号
邮　　编	710061
电　　话	029-87214941　029-87233647（市场营销部） 029-87234767（总编室）
经　　销	全国各地新华书店
印　　刷	山东麦德森文化传媒有限公司
开　　本	787mm×1092mm　1/16
印　　张	11.25
字　　数	218千字
版次印次	2023年6月第1版　2023年6月第1次印刷
国际书号	ISBN 978-7-5232-0525-9
定　　价	128.00元

编委会

◎ **主　编**

董沙沙　张殿杰　王允周　刁　兵
郭　文

◎ **副主编**

王岱涛　梁　丹　刘　源　傅小娟
王　霞　王俊花

◎ **编　委**（按姓氏笔画排序）

刁　兵（宁津县人民医院）

王　霞（济南市人民政府机关门诊部）

王允周（莘县人民医院）

王岱涛（泰安市中医二院）

王俊花（山东省邹城市峄山镇存里村卫生室）

刘　源（河北省中医院）

张殿杰（无棣县埕口镇卫生院）

赵洪涛（阳谷县郭屯镇卫生院）

徐同五（滕州市西岗中心卫生院）

郭　文（青州市人民医院）

崔卫东（宁阳县东庄镇卫生院）

梁　丹（威海卫人民医院）

董沙沙（济宁市第一人民医院）

傅小娟（成都医学院第一附属医院）

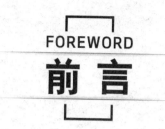

FOREWORD

前 言

　　内科学是对医学科学发展产生重要影响的临床医学学科，也是一门涉及面广和整体性强的学科，几乎是所有其他临床医学的基础。当今社会，内科疾病是严重威胁人类健康的常见病和多发病，其发病率呈逐年上升趋势，已成为主要的死亡原因，越来越引起社会各界特别是医学界的关注和重视。在这种背景下，医务人员除了要具备全面的医疗理论知识、熟练的技术操作能力、丰富的临床实践经验，更要不断更新知识和技术、提高临床诊疗水平，才能胜任临床工作。为此，我们组织具有多年临床工作经验的专家，根据最新医学进展，编写了《临床内科学理论与治疗实践》一书。

　　本书首先介绍了绪论、内科疾病常用诊断方法；然后针对神经内科、心内科、呼吸内科等内科常见疾病的病因、发病机制、临床表现、诊断路径、诊断思路解析、诊断内容、医患沟通、治疗要点、患者教育及随访中常遇到的问题等展开论述。本书编者尽可能收集目前内科各系统的常见病、多发病，具有理论性强、诊断治疗措施全面、所述操作技术实用性强等特点，有助于内科医师对疾病作出正确诊断和制订合理的治疗计划；且融入临床最新科研成果，具有指导性、启发性、新颖性的特点，可以为广大医务工作者及从事相关行业的工作人员提供重要参考。

　　在本书的编写过程中，编者们严谨求实、精益求精，对书稿内容反复斟酌、修改，但由于内科学尚处在不断发展的阶段，医学知识日新月异，加之编者们经验有限，编写时间仓促，书中存在的错误和不足之处，希望各位读者能够提出批评和建议，便于我们日后的学习与修正。

《临床内科学理论与治疗实践》编委会

2023 年 2 月

CONTENTS
目 录

第一章　绪　论

第一节　现代内科学的发展

一、疾病谱演变

20 世纪上半叶之前,威胁人类生命的最主要疾病是传染性疾病。历史上曾出现多次鼠疫、霍乱等急性重大传染病大流行,其传染性强、流行面广、迅速致命的特点曾造成亿万人死亡。慢性传染病如疟疾、结核等也给人类造成了持续、巨大的生命和财产损失。因此,早期内科面临的是以传染性疾病占主要地位的疾病模式。随着医学的不断进步,针对传染病的预防和治疗手段层出不穷,各种疫苗、抗生素及化学药物的出现使大部分传染病得到了控制甚至于 1979 年宣布天花在全球范围内被消灭。虽然传染病在一定程度上得到了有效防控,但新的全球健康问题随之而来,那就是与社会和自然环境变迁、人类寿命延长、生活水平提高、不良生活方式泛滥及心理行为密切相关的心脑血管疾病、恶性肿瘤及其他慢性病。世界卫生组织(WHO)公布的数据显示,2012 年全世界估计5 600 万人死亡,其中 68% 由非传染性疾病导致,比 2000 年的 60% 升高了 8%,四类主要非传染性疾病分别为心血管疾病、肿瘤、糖尿病及慢性肺部疾病;从具体病种来看,目前全球范围造成死亡的三大最主要疾病依次是缺血性心脏病、脑卒中及慢性阻塞性肺疾病。因此,与慢性非传染性疾病的斗争成为当前医学及内科学的首要任务。

然而,近十余年先后有严重急性呼吸综合征(severe acute respiratory syndrome,SARS)、人感染禽流感、埃博拉病毒、寨卡病毒等在全球或者局部地区暴发流行,艾滋病、结核病等仍然位列当前全球致死主要病因之列,这都给我们的卫生工作敲响警钟:尽管全球疾病谱已转变为慢性非传染性疾病占主要地位,但是对传染性疾病的防控工作仍不能放松,而且还要不断加强。面对这些挑战,内科学任重而道远。

二、医学模式的变迁

医学模式是医学发展和实践活动中逐渐形成的观察和处理医学领域相关问题的基本思想和基本方法,是人们看待和研究医学问题时所遵循的总的原则,反映了特定时期人们认识健康和疾病及其相互关系的哲学观点,影响着这一时期整体医学工作的思维和行为方式。伴随科技文化的不断发展及疾病谱的演变,医学模式也发生了深刻变化。从远古时代到20世纪70年代以前,人类先后经历了神灵主义的医学模式、自然哲学的医学模式、机械论的医学模式及生物医学模式。

生物医学模式极大促进了现代医学的发展,使人们对疾病的认识愈加深入,对疾病的预防和治疗更加有效。但是,这一模式本身的缺陷也不断暴露,尤其是"心身二元论"的观点使人们忽视了人的生理、心理及诸多社会环境因素之间的关系和影响,致使诸多疾病仅从生物学角度难以解释,单纯依靠生物学手段也难以达到理想疗效。在此背景下,美国George L.Engel教授于1977年在《科学》杂志撰文,评价了传统生物医学模式的局限性,提出应该用"生物-心理-社会医学模式"取代生物医学模式,标志着医学模式发展进入新纪元。在生物-心理-社会医学模式中看待健康与疾病问题,既要考虑患者自身的生物学特性,还要充分考虑有关的心理因素及社会环境的影响;医疗工作从以疾病为主导转变为以健康为主导,从以医疗机构为基础转变为以社会为基础,从主要依靠医护人员和医学科技转变为需要全社会、多学科共同参与;卫生保健不仅面向个体更要面向群体,疾病防治的重点不仅是躯体疾病,也要重视与心理、社会和环境因素密切相关的疾病。新的医学模式的提出和建立使医疗工作发生了从局部到全身、从个体到群体、从医病到医人、从生物医学到生物-心理-社会整体医学的跨越,这对包括内科学在内的整个医学领域的发展都具有重要的理论和指导意义。

内科学作为医学的重要部分,临床工作中已经充分展现了生物-心理-社会医学模式的影响。例如,部分心血管病患者可能容易合并精神心理方面的问题,应激、焦虑等又会增加心血管事件的发生,因此在对待心血管病患者时,除了检查患者的心脏,还要注意了解其心理。消化性溃疡的发生也被认为与心理和社会因素密切相关,在临床药物治疗的基础上辅以适当的心理疏导和社会支持,可能取得更好的疗效。我们处在科学、技术、思想不断变革的时代,可以预见,未来的医学模式也不会一成不变,医师应该始终保持发展的眼光,并不断探寻每一个时期最合适的医学模式。

三、生命科学、临床流行病学的发展对内科学的促进作用

在过去的数十年,得益于生命科学的飞跃及临床流行病学的创立、发展,我们对人类自身生命本质的认识,对疾病发生、发展规律的理解,对疾病预防、诊断和治疗手段的探索,都在不断进步。

基础医学研究的进步使越来越多内科疾病的病因和发病机制得到阐明,进而丰富了治疗手段。例如,心脏重构和神经内分泌系统不适当激活机制的发现使人们对心力衰竭的认识不止停留在血流动力学异常的层面,进而大大促进了血管紧张素转化酶抑制剂、β受体阻滞剂等药物在心力衰竭中的应用,使射血分数降低的心力衰竭患者的预后得到了一定程度的改善;幽门螺杆菌与消化性溃疡关系的阐明也是内科疾病病因与机制研究取得突破的典型案例,根除幽门螺杆菌也成为当下消化性溃疡治疗方案的重点;分子生物学的发展也使对异常血红蛋白病的认识从过去的遗传病发展到现在的血红蛋白分子病,同时也使血红蛋白病的产前和基因诊断得以在临床实施。

在内科疾病诊断技术的发展中,细胞和分子生物学扮演了重要角色。高效液相层析、放射免疫和免疫放射测量、酶学检查技术、酶联免疫吸附测定、聚合酶链反应、生物芯片等技术的建立,使测定体液或组织中的微量物质、免疫抗体、微生物 DNA 或 RNA 等成为可能,大大提高了疾病诊断的敏感度和特异度。例如,高敏肌钙蛋白的测定使急性心肌梗死的诊断时间大大缩短,血乙型肝炎病毒 DNA 载量的测定为慢性乙型肝炎的治疗提供了重要参考等。医学、生命科学与物理学、化学、数学、机械工程等多学科交叉研究促成了多排螺旋计算断层扫描(CT)、磁共振成像(MRI)、正电子发射断层成像(positron emission tomography,PET)等辅助检查技术的开发和应用,使疾病的影像诊断条件发生了翻天覆地的改变,尤其是 PET 及正电子发射计算机体层显像(PET-CT)的问世,使肿瘤性疾病和部分心脑血管疾病在解剖和功能层面得到早期、快速、全面、准确的诊断,具有重大的临床意义。在细胞分子水平上针对致癌位点(特定蛋白或基因)设计的分子靶向治疗使肿瘤化学药物治疗(简称化疗)具有了更强的针对性和更好的效果,反映了肿瘤治疗理念的根本性转变,开创了肿瘤药物治疗的新局面,在内科药物治疗史上具有划时代的意义。新近问世的 CRISPR-Cas9 基因编辑技术不但对生命科学研究中各种动物模型的构建提供了极大便利,而且医师和科学家也开始尝试将这种最新的技术应用到人类疾病的诊治中。

启动于 1990 年、由多国科学家合作开展、被誉为生命科学"登月计划"的人

类基因组计划(human genome project,HGP)是一项里程碑式的工作。通过长达13年的探索,HGP测序了人类基因组三十亿碱基对,为探索生命奥秘迈出了重要一步。借助HGP的成果,我们可以了解基因如何在决定人类生长、发育、衰老、患病中发挥作用,从基因水平发现或者更深入认识一批遗传性疾病或与遗传有关的疾病,使基因诊断、基因治疗及基于基因组信息的疾病识别、人群预防、危险因素干预等成为现实。作为DNA双螺旋结构提出者(之一)及HGP主要领导者的James D.Watson教授于2015年在《自然》杂志撰文回顾HGP及大生物学过去的25年,认为HGP不仅大力推动了生物医学研究的发展,还开启了科学探索的新途径,HGP迄今仍在不断启发新的大规模医学与生命科学项目的探索,来源于HGP的六条重要经验在其中起到了重要作用,这些经验包括:通力合作、数据分享最大化、有计划地分析数据、优先发展技术、追踪研究进展带来的社会影响、大胆而灵活。这些经验对于当下我们内科学相关研究的开展同样值得借鉴。

与生命科学类似,临床流行病学的建立和发展也极大改变了内科学的面貌。临床流行病学于20世纪70年代开始兴起,是建立在临床医学基础上的一门关于临床研究的设计、测量和评价的方法学,以患病群体为研究对象,将流行病学、统计学、临床经济学及医学社会学的原理和方法结合在一起探索疾病的病因、诊断、治疗和预后的规律。临床流行病学的发展反映了当代医学模式的转变,也促进了临床决策的科学化。医疗活动是一个不断决策的过程。既往医师决策主要依靠个人经验,但是经验决策的局限在于容易以偏概全和过于主观。例如,心脏科医师曾经一直认为β受体阻滞剂具有负性肌力作用而将其禁用于慢性心力衰竭的治疗,这种片面的认识直到20世纪90年代末三个经典的临床试验结果相继公布才被扭转,因为这三项大规模的研究一致证实β受体阻滞剂能够降低慢性心力衰竭患者的死亡率。这看似有悖常理的结论改变了慢性心力衰竭治疗的历史,β受体阻滞剂作为能够明确改善心力衰竭患者预后的药物被写入国内外指南,成为以临床流行病学和循证医学为基础的"科学决策"代替"经验决策"的经典案例。所谓科学的临床决策,就是为了解决临床诊疗过程中遇到的各种问题,根据国内外医学科学的最新进展,在充分评价不同诊断或治疗方案的风险和收益之后做出对患者相对获益更多的选择。这其中蕴含了循证医学的概念。21世纪的临床医学被认为是循证医学的时代,"任何医疗干预都应建立在新近最佳科学研究结果的基础上"这一核心思想已经深入人心,各种指南文件在疾病的诊疗中开始发挥巨大作用。需要注意的是,在临床实践中医师的个人经验并非不再重要,而是要与科学证据结合起来以使患者得到最佳的诊治。

四、微创、介入理念和技术为内科学带来的变革

内科学发展至今,已经不再是单纯依靠药物的传统学科,介入技术、内镜技术等掀开了"微创内科学"崭新的一页,其以创伤小、疗效好、风险低、康复快等优点,快速发展为与药物治疗、外科手术并驾齐驱的三大治疗手段之一,越来越多的内科疾病在微创手段的干预下得到了理想的诊断和治疗。心血管内科是成功运用微创介入诊疗技术的典范。1929 年德国 Werner Forssmann 医师在 X 线透视下通过自己的肘部静脉亲手成功将导管置入右心房,从此拉开了介入心脏病学时代的序幕,他也因为这一创举荣获 1956 年诺贝尔生理学与医学奖。之后,介入心脏病学蓬勃发展:1977 年进行了世界首例经皮冠状动脉成形术,1986 年开展了世界首例冠状动脉支架植入术,2002 年药物洗脱支架应用于临床,2006 年完全可降解支架问世;此外,心律失常射频消融术、心脏起搏器植入术、先天性心脏病介入封堵术也都已广泛开展。当下,心脏介入治疗已经进入了后冠脉介入时代,新的技术不断涌现,包括经皮心脏瓣膜介入治疗、经皮左心耳封堵术、经皮左心室重建术、经皮肾动脉交感神经消融术等。心血管微创介入技术的发展解决了诸多既往单靠药物难以解决的临床问题,甚至某些外科认为的手术禁区,如今也可以尝试利用内科介入技术使难题迎刃而解。

此外,呼吸内科、消化内科等也都已经广泛开展微创诊疗。例如,纤维支气管镜在呼吸系统领域的应用已不再限于肺癌的诊断,在肺部感染、肺不张、弥漫性肺疾病及呼吸急诊中也得到广泛应用;支气管内超声将支气管镜与超声系统相结合弥补了肉眼的不足。消化内科内镜技术飞速发展,经历了硬式内镜、纤维内镜到目前的电子内镜三个阶段,在消化系统疾病的诊治中发挥了重要作用。微创介入理念和技术的兴起、发展是现代内科学变革的一个缩影,可以预见未来这仍将是内科学发展的重要方向。

第二节　现代内科学的机遇和挑战

一、转化医学、整合医学的兴起给内科学带来新的机遇

过去半个多世纪,生命科学发展迅速,解答了人类关于自身的诸多不解,政府在政策和经济上的鼓励和资助在其中起到了重要的支撑作用。20 世纪末,美

国国立卫生研究院每年支出的研究经费就高达 200 多亿美元。但是,生命科学和基础医学的飞跃,与疾病得到解决之间仍然存在巨大的沟壑,如何将实验室中尖端的科研成果转变为临床上疾病诊治的工具,成为新时期医师和科学家需要着重研究的问题。在这个背景下,转化医学的概念应运而生。转化医学并不是狭义的单一学科,而是一种理念、一个平台,重点在于从临床到实验室、再从实验室到临床,强调实验室科研成果的临床转化,联合基础医学研究者、医师、企业甚至政府,利用来源于临床的问题促进实验室更深入全面解析疾病,并进一步帮助实验室研究成果转化为临床应用的产品与技术,最终目的是促进基础研究、提高医疗水平、解决健康问题。药物研发、分子诊断、医疗器械、生物标志物、样本库等都属于转化医学的范畴。尽管转化医学的概念近十几年才提出,但是转化医学的思想和行为由来已久。例如,从 20 世纪 20 年代加拿大 Frederick Grant Banting 教授发现胰岛素,到 50 年代英国 Frederick Sanger 教授确定了胰岛素的完整氨基酸序列结构,到 60 年代我国科学家在世界上首次人工合成牛胰岛素,再到当前多种胰岛素制剂在临床糖尿病治疗上的广泛应用,胰岛素近百年的发展史其实也是践行转化医学的一个缩影。在坚持医学基础研究的同时,注重研究成果的临床转化,这是对新时期医学及内科学的要求,同时也带来了学科发展的新机遇。

当前医学处在专科化的时期,内科学、外科学等都细化成诸多专科。专科化使疾病的诊疗越来越精细,但是也带来很多局限性,医师往往只看到"病",不能看到"人";只关注某一个器官,忽视了人的整体性。古人云"天下大势,分久必合,合久必分",在内科学的实践中,我们也应该重视"分中有合、合中有分",使专科化与整体性和谐并存,这也是整体整合医学(holistic integrative medicine,简称"整合医学")的观点。整合医学指在理念上实现医学整体和局部的统一,在策略上以患者为核心,在实践上将各种防治手段有机融合。它将医学各领域最先进的知识理论和临床各专科最有效的实践经验有机结合,并根据社会、环境、心理等因素进行调整,使之成为更加适合人体健康和疾病防治的新的医学体系。医学模式由最初的神灵主义变迁为今天的生物-心理-社会医学模式,经历的其实也是"整体-局部-整体"的过程,整合医学也是新的医学模式的要求。内科学的临床实践也需要整合医学思想的指导,不但实现内科学各专科之间相互交流、协作诊治,还要注重与外科、心理医学科等其他学科的沟通合作。目前很多医院已经在开展的多学科综合诊疗的模式(multi-disciplinary team,MDT)其实也是顺应整合医学潮流而产生的新的工作模式。从广义上讲,整合医学强调的是整体观、整合观和医学观,要求的是将生物因素、社会环境因素、心理因素整合,将最先进的科学发现、科学证据与最有效的临床经验整合,将自然科学的思维方式与医学哲学的思考方式整合。具体地讲,是把数据证据还原成事实,把认识共识提升成经验,把技术艺术凝练成医术,然后在事实、经验、医术这个层面反复实践,实践出真知,最后不断形成新的医学知识体系。整合医学不是一种实体医学,而是一种认识论、方法学,通过整合医学可以不断形成或完善新的医学知识体系。由于自然在变,社会在变,医学对人体的认识在积累,人类对健康的需求在增加,所以整合医学或医学整合是一个永恒的主题。整合医学的兴起和发展对内科学提出了新的要求,也必将会促进内科学的发展。

二、信息化、大数据与精准医疗背景下的内科学

处在信息时代的今天,信息化、网络化、数字化已经渗透到医学的各个领域,使传统医学的理论、思想、方法和模式发生了极大转变,为医学的发展不断注入新的内容与活力。当下我们的日常医疗活动中到处都有网络和信息技术的身影,包括移动医疗、远程医疗、电子病历、医疗信息数据平台、智能可穿戴医疗产品、信息化服务等,信息化、数字化武装下的医学和内科学的发展比以往任何一个历史阶段都迅速。同时不容忽视的是,在网络和信息技术的影响下内科学面临的挑战和机遇并存。我们应该注意到信息和技术资源享有的地域性差异导致的医疗资源分配不均和医疗质量参差不齐,注意到医学信息与网络环境的污染问题及由虚假医学信息传播导致的社会问题,注意到网络化和信息化带来的医学伦理问题等。

互联网、云计算、超强生物传感器、基因测序等创造性技术喷涌而出,我们已不可避免地身处"大数据"时代。从人类文明萌芽到公元 2003 年,整个人类文明记录在案的数据量一共有 5EB。而今天,全世界两天就能产生 5EB 的新增数据。生物与医学领域可能是下一轮更大的数据海啸发源地。例如,每位接受基因测序的人将产生约 2 400 亿字节的数据,截至 2011 年,已有 3 000～10 000 人接受了完整 DNA 测序,随着测量费用的走低,愿意接受 DNA 测序的人群会飞速增长,随之基因数据库的容量将呈指数级增长。再如,越来越多的人佩戴可穿戴医疗设备,持续发送个体生理数据,他们通过移动终端互动、下达指令、发送照片、在线视频甚至预约诊疗,这些活动的同时产生了大量的数据。同时环境中也存在智慧网络,交通、气候、水、能源等被实时监测,并不断被上传至云数据端。这些来源多样、类型繁多、容量巨大、具有潜在价值的数据群称为"大数据"。大

数据好似"未来的石油",不加以挖掘利用,则永远沉睡于地下,但如果掌握了有效技术对它们进行开发,大数据将变得价值连城。在医学的方方面面,包括临床研究分析、临床决策制订、疾病转归预测、个体化治疗、医疗质量管控等,大数据的分析和应用都将发挥巨大的作用。大数据时代医师的日常诊疗已伴随产生大量患者信息数据,如果与他们的基因组学和其他个人资料相结合,利用信息分析技术,完全可以产生具有相当价值的医学信息,甚至可以部分替代传统的医学研究模式。

与大数据相对应的是"精准医学计划"。大数据的特点是全部数据,而非随机取样;反映的是宏观大体方向,缺乏适当的微观精确度;庞大繁杂的数据之间更多的是相关关系,而不是科学研究中更喜欢的因果关系。在这种背景下,西方和我国都开始倡导实施精准医学计划,旨在大数据时代注重个体化医学研究,强调依据个人信息(例如基因信息)为肿瘤及其他疾病患者制定个体医疗方案。狭义的精准医学指"按照基因匹配治疗方法",而广义的精准医学则可以认为是"集合现代科技手段与传统医学方法,科学认知人体功能和疾病本质,以最有效、最安全、最经济的医疗服务获取个体和社会健康效益最大化的新型医疗"。

精准医疗第一步是精准诊断。采集患者的个人情况、临床信息、生物样本,再通过基因测序、遗传学分析,进一步收集患者分子层面信息。除了传统的DNA、RNA、染色体检测,目前还不断出现新型基因组学标志物,包括表达谱、小RNA、表观遗传修饰、全基因组DNA序列、全外显子组DNA序列、蛋白质组、代谢组检测等。这些标志物深入不同维度,反映不同层面组学信息,帮助科研人员和临床医师更全面、深入、精确定位疾病的组学缺陷。第二步是精准治疗。对患者所有信息进行整合并分析,制定符合个体的治疗方案。尤其在分子层面,针对疾病的基因突变靶标,给予针对性治疗药物进行"精确打击"。精准医疗,在一定程度上可以理解为更为精确的个体化治疗,其在内科学的各个专业领域都是适合的,例如肿瘤性疾病的基因诊断和靶向治疗,心血管疾病患者抗栓治疗前相关基因检测及针对性选择药物等。虽然精准医学概念提出的时间并不长,但是国家已经在政策层面给予了高度重视和支持,以此为契机,内科学各学科可以探索适合自身的精准之路,在大数据时代做到有的放矢,为个体化的患者带来个体化的诊治策略与受益。

第二章　内科疾病常用诊断方法

第一节　实　验　诊　断

实验诊断是利用现代医学科学知识,通过物理、化学、生物和免疫学等实验方法,对离体标本如体液(血、组织液、脑脊液等)、分泌物(唾液、胃液等)、排泄物(痰、汗、尿、粪等)和脱落物(脱落细胞、组织等)进行检查,研究机体的生理和病理性变化,并据以推断病因、发病机制和病情的严重程度,可为确定诊断、制订治疗方案、进行疗效观察以及做出预后估计等方面提供实验依据。随着新技术、新方法在实验诊断中的应用,临床检查项目日益增多,敏感性、特异性和准确性也显著提高,并已发展为一门独立的医学学科——实验诊断学。

实验诊断虽然在临床诊断中占重要地位,但由于受标本收集、技术操作和仪器设备等因素的影响,加上个体差异及疾病对实验的反应不尽相同,其结果必须结合临床,予以正确的分析与判断,才能取得有价值的诊断资料。

一、实验诊断的主要内容

实验诊断的主要内容包括以下方面。

(一)临床一般检查

对血、尿、便、痰、骨髓、脑脊液、胸腔积液、腹水以及各种穿刺液、分泌物和引流物的常规性检查,包括物理学检查、化学检查及显微镜检查等。

(二)临床血液学检查

临床血液学检查包括贫血的检查、血沉、血型鉴定、白细胞化学染色、白血病免疫分型、出血及凝血机制障碍等检查。

(三)临床生物化学检查

临床生物化学检查包括血电解质和微量元素、血糖、血脂及脂蛋白、血清蛋白质及蛋白电泳、激素及内分泌检查、肝肾功能检查、酶学检查、卟啉和卟啉前体检查、血液酸碱度检查和血气分析等。

(四)临床免疫学检查

临床免疫学检查包括各种免疫功能、临床血清学及病毒性肝炎的免疫学检查等。

(五)临床微生物学检查

临床微生物学检查包括各类致病性及条件致病性微生物的形态、染色、培养、生物化学反应、对药物的敏感性以及动物试验等。

(六)临床寄生虫学检查

临床寄生虫学检查包括血液寄生虫、包虫血清学检查、日本血吸虫检查及肠道寄生虫检查等。

(七)临床治疗药物监测

临床治疗药物监测包括毒物检测及药物浓度监测等。

(八)临床遗传学检查

主要指染色体检查,包括染色体镜下形态结构的识别检查、核型分析、带型分析等。随着现代科学技术的发展,放射性核素标记、自动化分析仪、电子计算机和激光等技术在实验领域中的广泛应用,疾病的诊断水平有了明显提高,今后实验诊断在医学中将显示更大的作用。

二、实验诊断的价值

实验诊断是运用基础医学、医用电子学等理论和技术直接为临床医学服务,随着医学模式的转变,实验诊断也增加了为预防医学服务的项目。目前,实验室检查已成为临床诊断不可缺少的依据,对临床诊断和鉴别诊断都具有决定性意义。此外,实验诊断可以帮助了解社会卫生状况及人群健康状况,为制订卫生条例和法规、设置卫生机构等方面提供基础性资料;帮助发现遗传性疾病、传染性疾病以及各种潜在性疾病和损害人体健康的各种有害因素;进行流行病学调查和流行病发病趋势的估计;进行食物中毒致病因素的调查等。以上项目都需要进行有关的实验项目才能予以确定。实验诊断对提供个人健康资料也起重要作用,定期健康检查中的实验项目,如血脂检查、肝功能检查、乙型肝炎抗原和抗体检查、癌胚抗原检查以及有关项目的实验检查,为个人的健康状况提供重要资料,可作为个人健康和生活指导的依据。

三、标本收集

标本是实验诊断检查的对象,检验结果的准确与否,与采集标本、转送标本以及标本的保管是否得当有密切关系。标本采集后应及时送检,尤其排泄物、分泌物和穿刺物等类标本对时间的要求更为严格,不能立即送检时,应对标本做适当处理,如将血清或血浆分离后,置于 4 ℃冰箱内保存等,以避免影响实验结果的准确性。

(一)血标本采集

血液成分受机体代谢和生物钟的影响较大,因此血标本的采集时间一般都有严格规定和要求,如血液化学检查多在空腹采集,空腹血是指采血前应禁食 8~12 小时,可在晨起或饭前采血,禁食时间不仅可直接影响测定的吸光度,也可以改变血液成分,影响测定结果。饥饿过度也会影响血液内某些成分的浓度。功能检查如葡萄糖耐量试验等都应按限定时间采集标本;急诊标本则应根据病情需要随时采集标本,如急性心肌梗死时心肌酶的测定等。

血标本依据检查项目不同又可分为全血、血浆和血清三种。采集全血和血浆标本时,应根据需要加入相应的抗凝剂,如草酸钾和草酸钠,常用于酶学检查以外的各种生化检查,枸橼酸钠常用于血沉检查等。肝素可抑制凝血酶原转化为凝血酶,除某些凝血机制的检查外,应用甚广,采集血标本的容器一定要干燥、洁净,抽血用的注射器内芯也应干燥无水,否则会出现溶血现象,影响检查结果。采集标本做细菌培养时应严格按无菌操作要求进行。

(二)尿液标本

收集尿的性状和成分不仅可直接反映泌尿系统有无器质性或功能性改变,也可反映身体其他系统的病变,如尿胆红素、尿胆素、淀粉酶、糖、血红蛋白测定等。做定性检查时可随时留取新鲜尿液,但以晨起第一次排出的尿最佳,因为此时的尿液较浓缩,比重高,有形成分形态的保持较为完整。进行功能试验时应按项目要求按时留取尿液。留取 24 小时尿液时,标本瓶中应加入防腐剂,如检查细胞、管型等有形成分时,每 100 mL 尿液中可加入 40%甲醛约 0.5 mL,以防止细菌生长。

（三）粪便标本

收集粪便是消化道排出的废物，其主要成分为食物残渣、水分和肠道细菌。消化系统各脏器的功能状态及病变都可影响粪便的性状和组成。检查粪便中有无炎性成分、出血和寄生虫感染等，可判断消化系统的病变状态，协助消化道恶性肿瘤的诊断。采取标本时宜用新鲜排出的粪便，选取有脓、血、黏液等成分的部分。一般检查留少量粪便即可，容器一般用涂蜡纸盒。检查蛲虫时，应于夜间11时左右，用比载片略小的透明胶带或薄玻片由肛门粘取或刮取，贴于玻片上检查。

四、影响实验诊断的因素

实验结果的正确与否对临床诊断极为重要，但在实际工作中，由于多种因素的影响，测得值与实际值有时不完全相符。因此，在应用实验结果时，必须密切结合患者的临床表现和其他资料，正确判断其临床意义。影响实验诊断的常见因素有以下几方面。

（一）非疾病因素的影响

多数实验，尤其是血液化学检查，一般多需要空腹取血，例如高脂肪饮食后甘油三酯较空腹可升高10倍之多；高糖饮食后血糖迅速升高，3小时后才能恢复正常等。此外，体力活动也可引起血液成分的改变，例如轻度活动可引起血糖升高，继之以皮质醇及胰岛素的上升；许多与肌肉有关的酶如 CK、LDH、AST 在运动后都可以出现不同程度的增加。

（二）技术误差的影响

实验分析过程是一个复杂的过程，其中任何一个环节稍有误差，即可影响结果的准确性。因此实验室必须有一系列质量控制措施，涉及实验的每一步骤，包括实验方法、对实验干扰因素的控制、试剂质量、标准物质质量、仪器设备的标定、结果计算、人员素质、是否严格按照预定步骤进行操作等。技术误差在日常工作中常难以避免，当医师遇到实验结果与临床表现不符或二次实验结果误差过大时，应及时与化验室联系，必要时进行重复检查，以避免技术误差对实验结果的影响。

（三）药物影响

药物对血液、尿液等成分的影响是一个极其复杂的问题。药物可以使某些物质在体内的代谢发生变化，也可以干扰测定中的化学反应。因此医师在进行某项化验时,必须事先停服某种药物,才能得到准确结果。例如应用青霉素,可使 AST 及 CK 升高,频繁注射时,后者可升高达5倍之多。有些药物虽不直接影响反应,但其颜色、理化性质与被测物质接近也能影响结果。细菌培养时常因应用大剂量抗生素而出现假阴性。有些药物损伤组织或脏器引起功能变化,如药物性肝炎及药物性肾功能障碍等,临床医师应予以注意。

(四)止血带对实验结果的影响

止血带的压迫可使静脉扩张、瘀血,止血带压迫处液体可由血管内漏出,这些变化都会影响血液成分的变化。例如用止血带1分钟血浆清蛋白可增加6%,用止血带3分钟后可使胆红素等成分增加5%或更多,因此在采血时尽量缩短使用止血带的时间。

(五)生理性影响

可以表现为个体自身、个体间、人群和地区之间的差异。这些因素有遗传、生活和环境、时间、性别以及月经、妊娠、月经周期等。但它们对检验的影响大小不一,一般只引起正常范围内的波动,这些波动多数有一定规律性,检查项目不同,变化幅度也各有不同,但有时也可超出生理界限。

(六)实验诊断的正常值

实验诊断的首要步骤是判定被检标本的检测值是否正常,为此各项检查都应有判定的标准,即正常范围或简称正常值或参考值。定性试验的结果一般以阴性或阳性反应表示。用物理量表达的试验,其结果必须有明确的数值,一般采用法定计量单位。

机体生理成分的正常值都是通过统计方法得来的,病理性产物或非生理性成分的出现均属异常,故无正常值可言。但随着人们对机体认识的深化,检查方法与手段的改进,以及试验灵敏度的提高,过去认为正常人体内没有的物质或病理性产物,现在发现也有微量存在,从而成为人体固有的生理成分,如某些微量元素、胎儿甲种球蛋白等。

用以区别正常或异常的准则及假设是很重要的,首先要假设所有参加正常值测定的人都是健康者,其次要假设所有试验结果都是正态而非偏态分布。绝大多数项目结果高或低于正常值都有临床意义,少数项目仅单侧(即高或低值)有临床价值。

绝大多数正常人的测定值都在正常值范围内。一般都选用±2SD(标准差)作为正常范围,此范围能包括95%正常人的测定值,还有5%正常人属异常结果,即可高于或低于正常值。

现在所用的正常值都是人群正常值,不是个体正常值,所以有些人的某些项目用人群正常值衡量可能低于正常范围,但对某些个人来说并非异常,在个人连续健康检查或日常检查中可获得相应项目的个人正常值,用它衡量此人患病时的检查结果,其临床意义更为确切。

临床上常出现略高或略低于正常值的结果,它可能属于 5% 的正常人,也可能是异常值,称为限界值。判定其意义时首先应排除技术误差、标本处理不当、生理过度影响和药物干扰等因素,然后再分析其临床意义,这对及时发现早期、隐匿型及潜伏期患者很有意义。

五、实验诊断的发展及趋势

近代医学发展十分迅速,基础医学尤其是免疫学及分子生物学一系列突破性的进展已在临床医学领域产生了深刻的影响。随着科学技术的飞速发展,实验诊断方法的改进和设备更新的速度很快,实验诊断学的内容不断充实、拓宽和深化。实验诊断总的发展方向是检测准确、快速、简便和实用,目前已具有以下几个主要特点。

(1)以自动化检测取代手工操作,现在多数仪器都由微机控制,编有固定或可变程序,不但精密度、准确度均进一步提高,且工作效率快捷,能满足日益增长的临床需要。

(2)普遍实现了微量化检测,用很少标本便可获得众多的参数。

(3)一些近代技术如分子生物学的 PCR、基因诊断以及流式细胞术等均已用于实验诊断领域。

(4)仪器专业化,检验组合配套。根据临床工作需要,将有关的项目组合配套,已设计出专业性较高的检测仪器。如血细胞检查仪能将血细胞检查的主要项目一次测出,最多可达 20 余项。自动生化仪能将 24～32 项生化项目一次测出,极大地减轻了实验室的工作负荷。

(5)普遍建立了质量保证制度,使检验质量经常处于客观监测状态,同时不断提高检验人员的素质,保证检验质量。今后我国将分别使用更为先进的检验方法与国际接轨。

第二节 超 声 诊 断

超声诊断是利用超声在人体各种组织内的传播特性不同,在其接触面(又称界面)上产生反射,形成各种回波图像,根据图像的特征对生理、病理情况做出判别的诊断方法。超声诊断无损伤、检查方便、图像直观、诊断快速,深受临床医师和患者的欢迎。20 世纪 80 年代以来,随着电子技术的发展和仪器的不断改进,特别是 B 型灰阶超声的问世,使超声显像技术得到很大提高,在临床上发挥了更大作用,成为现代化医院中必不可少的诊断手段。目前,超声显像与包括计算机体层扫描在内的放射学检查、放射性核素扫描和磁共振成像被认为是现代医学的四大影像诊断技术。

目前,各类具有先进水平的超声显像仪,普遍采用了振幅灰阶编码技术、数字扫查转换器和电子动态聚焦系统等新技术,加快了成像速度,改善了分辨率,使图像质量大为提高。其他新型的超声成像系统如 C 型、F 型、D 型的显示技术,超声 CT,电视显示超声透视机,超声全息显像也相继出现。

一、超声诊断原理

超声是频率在 20 000 Hz 以上,超过人耳听阈的声波。超声诊断是利用超声的某些物理特性,使用不同类型的仪器,通过信号检验方法,用波型、曲线或影像形式显示出来,以诊断人体器质性及某些功能性疾病。目前常用的是反射法,主要依据超声的良好指向性和与光相似的反射性、折射性以及多普勒效应等物理特性,将超声发射到体内,当其在组织中传播,遇到声阻抗不同的界面时,即发生反射。由于各种正常和疾病组织、器官对超声的吸收、界面形态和活动状态的不同以及超声在液体、固体及气体介质中,由于传播速度不同,所产生的反射规律也不同,反射的"声能"也各异,在断面图像上形成明暗不同的回声区域。对这些由超声反射构成的图像,结合生理学和病理学知识,进行分析,即可对疾病的部位、性质和它引起的功能障碍做出判断。所以超声诊断的原理就是超声利用界面声反射成像的原理。界面反射是超声诊断的基础。超声诊断所用的频率一般为 1 M 至 10 MHz。小于 1 MHz 的超声波,其波长较长,分辨率较差,不能用于诊断。从理论上讲,频率越高,波长越短,分辨率越好,对疾病诊断更有利。但由于频率越高,超声波在组织内衰减越大,不利于作深部组织检查。此外,发射频率由探头晶体厚度决定,频率越高,晶体愈薄,以目前普遍采用的压电陶瓷作晶体,很难做出超过 10 MHz 的探头。超声诊断常用频率只有 2.25 MHz、3 MHz、3.5 MHz、5 MHz 和 7.5 MHz 等几种,此时在软组织中超声的波长为 $0.2 \sim 0.7$ mm。超声在介质中传播时本身携带能量。声强的大小对超声诊断极为重要。只有当超声强度很小时,它对人体才是安全的;当超声强度超过一定限度时,它对人体组织也会产生损害。目前国际上对超声诊断的安全阈值剂量尚未获得一致认识,但一般认为小于 10 mW/cm^2 的诊断超声强度对人体是安全的。

二、超声诊断仪器分类

超声诊断仪的型号很多,但基本可以分为 A 型、B 型、M 型和 D 型四种。

(一)A 型超声诊断仪

A 型超声诊断仪为振幅调制型。用单晶片探头产生单条声束在人体组织中传播,遇到声学界面所产生的一系列反射回声,在示波屏时间轴上以振幅高低表达,示波屏 X 轴表示人体组织的深浅,Y 轴表示振幅的高低,即界面反射的强弱。A 型超声诊断仪主要依据波幅高低、波形、波的密度和活跃度作为诊断疾病的基础。A 型超声诊断仪属于一维显示,不能形成直观图像,只可用于探测界面距离、脏器径值及病变的物理特性。现除用于胸腔积液、腹水定位的诊断外,已基本被 B 型超声诊断仪所取代。

(二)B 型超声诊断仪

B 型超声诊断仪是目前临床应用最普遍的超声诊断仪,是从 A 型超声诊断仪的基础上发展起来的,为辉度调制型,即以不同辉度的光点表示界面反射讯号的强弱。反射强则亮,反射弱则暗。声束顺序扫描(线形或扇形扫描)脏器时,反射光点群按次序分布成切面声像图,故可显示脏器的二维切面图像。当成像速度大于每秒 24 幅时,即可显示脏器的活动状态,称为实时显像。B 型超声诊断是目前临床应用最广的超声诊断法,几乎涉及临床所有学科,用于肝、脾、胆、胰、胃肠、肾、肾上腺、膀胱、前列腺、女性生殖系统、腹腔和腹膜后等部位疾病的诊断;颅脑、眼及眼眶、颌面、颈部、甲状腺、咽喉、乳腺、纵隔、胸膜、肺及头、颈、胸部疾病的诊断;先天性心脏病、风湿性心脏病、冠心病、心肌炎等心血管疾病的诊断。

(三)M 型超声诊断仪

M 型超声诊断仪是在 A 型超声诊断仪基础上改造而成的一种用于诊断活

动器官的超声诊断仪,为活动显示型,也属于辉度调制型。在 B 型超声扫描加入慢扫描锯齿波,使反射光点从左向右移动扫描。在 M 型显示中,X 轴为光点慢扫描时间,可显示一段时间内的超声及其他生理参数的曲线,Y 轴代表声束传播的深度和组织活动的幅度。从光点的移动可观察被探测物体的深度及活动状况,主要用于心脏及大血管的探查,称为 M 型超声心动图。M 型超声诊断仪于 20 世纪60 年代开始应用于临床,70 年代初在临床普及,对各种心脏疾病,尤其是心脏瓣膜病具有重要临床诊断价值。

(四)D 型超声诊断仪

D 型超声诊断仪是各种超声多普勒诊断仪的总称,都利用多普勒(Doppler)效应,显示探头与被探测物体之间相对运动产生的多普勒频移。当声源和接收器之间发生相对运动时,接收器接收到的声波频率与声源发射频率之间存在一个频率的偏移,简称频移,这种现象称为多普勒效应。在对人体做超声检查时,血液中红细胞的散射构成了超声多普勒频移信号的主要组成部分,血流方向朝向换能器时产生正性频移,即频移向上,当血流背离换能器而去时,产生负性频移,频移向下。这就是各种 D 型诊断仪的基本原理,主要有具有距离选通功能的脉冲式多普勒和不具备距离选通的连续多普勒两种基本方式。D 型超声诊断仪主要用于心脏、大血管及脏器内血管的血流动力学状态的检测,特别适合于观察瓣膜病及先天性心脏病的反流及分流情况。

(五)彩色多普勒血流显像仪

彩色多普勒血流显像仪(CDH)是 20 世纪 80 年代中期发展起来的新型超声多普勒诊断仪,其最大特点在于探头在扫描时,不断从每条声束线的多个水平提取多普勒频移信息,经过彩色编码处理,在显示器上显示二维彩色多普勒血流图像。通常将血流色彩规定为朝向探头方向的血流为红色,背离探头方向的血流为蓝色,以色彩的亮度来表示速度的大小,而以红蓝混合的杂乱色彩表示血流出现湍流时血流方向的不一致。因此,它可以实时显示血流信号的空间信息,对于奇异方向和多个部位的血流异常具有独特的诊断能力。进行彩色多普勒血流显像检查时,借助二维超声图像,可观察心脏解剖结构,了解腔室大小、血管走向、瓣膜形态及连续关系等,通过彩色多普勒图像可观察心内血流的方向、速度、有无反流与分流等,两者互相结合,图像直观,检查快速易行,结果比较可靠,其准确率甚至可高于心导管检查。

除上述五种超声诊断仪外,还有超声电子计算机体层成像(US-CT)、超声显微镜和超声全息照相等多种新的超声成像设备正在研制或发展过程中,其中与US-CT 十分接近的超声全景扫描已在临床正式投入使用。

三、介入性超声

介入性超声是指在实时超声引导下,将穿刺针、导管等插入体内,或将特殊探头置入体内进行各种诊疗操作。这项技术经历了 20 多年的反复研究和实践,形成了现代超声医学的一个新分支。由于该技术具有安全、简便、效果好、费用低、不受放射线辐射影响等优点,迅速普及,在临床各种疾病的诊治中占有重要位置。

介入性超声与介入性放射学科有着密切的联系。在目前临床开展的介入性放射学项目中,部分可由介入性超声替代,部分则可由两者配合完成,互相取长补短。

(一)介入性超声

在临床上可分为以下几类。

1.超声引导下经皮穿刺

这类技术在临床上应用的时间最久,范围也最广,其中许多项目已经普及,即应用实时超声特制的探头,直接在超声监视下,将穿刺针从探头缝隙中,经皮肤向各种脏器和组织进行穿刺,吸取细胞或组织进行诊断。

2.体腔内超声

体腔内超声起初应用于泌尿系统疾病检查,如经直肠的前列腺和经尿道的膀胱超声检查等。目前,除上述两项检查外,还有经食管、经胃和十二指肠、经阴道及经血管腔等多种途径。进行这几种体腔内超声检查时,由于可以将超声探头通过体腔,直接放在病灶处,减少了周围脏器的干扰,分辨率高,从而提高了超声的诊断水平,同时也可在超声引导下,进行穿刺诊断。

3.手术中超声

手术中超声在神经外科、泌尿外科和心胸外科的应用较多,其中主要特点为可准确定位、穿刺或活检,确定病灶的位置、范围、与周围血管或脏器的关系,以利于手术的顺利进行。

4.子宫内胎儿介入性超声

对围产医学、计划生育有重要作用。

(二)介入性超声诊断

目前已经广泛应用于临床,几乎与所有临床学科有关,涉及的主要学科有内科、外科、妇产科、小儿科等。在内科领域方面主要应用于以下目的。

1.为实验室检查获取标本

如超声引导下的心包穿刺、心包活检和心包胸膜开窗术,对部分心包炎、心包肿瘤的病因和病理诊断有重要意义;心内膜心肌活检可对确定心内膜、心肌病变提供临床参考;超声引导下细针穿刺对胃肠肿块的确诊具有很高的实用价值,对内镜检查有困难的中晚期胃肠道肿瘤患者也是一种较为理想的获取病理诊断的方法;对于回盲部以及升结肠病变,纤维肠镜往往难以达到其位置,超声导向则不受上述因素限制,能迅速做出诊断。

2.开展各种造影

如左心系统声学造影诊断心内左向右分流有较高的敏感性和特异性,尤其对小的室间隔缺损的确诊有较高价值;从主动脉根部注入声学造影剂进行心肌灌注造影对诊断冠心病也有一定意义;超声导向经皮经肝胆管穿刺、门静脉穿刺和经皮肾盂穿刺,注入造影剂进行 X 线造影检查等。

3.获得高分辨率的声像图

通过各种体腔内探头或术中超声,显示更清晰的超声图像和体表探头不能检出的病变,如通过食管探头显示左心耳的附壁血栓和主动脉夹层动脉瘤,通过血管内超声,可清楚显示血管壁的微细病变,包括管腔的形状与大小,管壁厚度与病理特征,还可用于动脉粥样硬化斑块的显像及构成成分分析;将导管插入心腔内的不同水平,可获得高清晰度的显像,用以观察心内膜、心瓣膜等疾病及心腔内起搏器的情况等。目前,血管内超声的应用仅限于诊断,尚不能同时进行治疗。

心肌造影超声心动图(MCE)是一种将常规二维超声心动图与声学造影剂相结合而产生的一种检测心肌微循环的新技术,与血管内超声(IVUS)、经食管超声(TEE)、三维超声(3DE)、组织多普勒显像(TDI)等一样,是近年来心脏超声研究领域中发展异常迅速的课题之一。同时 MCE 用于冠状动脉疾病的诊断,既是声学造影史上又是冠状动脉疾病诊断方法学上的重大进步。

目前超声诊断已普及全身各个系统,为现今临床诊断最常用的无创性检查手段。今后超声诊断随着现代各种技术的相互渗透和促进,必将有更新的发展。

第三节　影像学诊断

医学影像学包括传统的 X 射线诊断学、计算机体层扫描（CT）、磁共振成像（MRI）、数字减影血管造影（DSA）和介入放射学等。这些新检查技术的应用，使人体器官和组织的影像更为精细，使疾病的诊断水平有了空前的提高。现代医学影像诊断技术在临床工作中已越来越受到广大医务工作者的重视，并且已成为一种不可缺少的、极为重要的诊断手段。

一、X 线诊断

X 线诊断是利用 X 线的特性，通过透视或摄影的方法，使人体内部结构或器官在 X 线荧光屏或胶片上形成影像，从而了解人体解剖和生理功能状况及病理变化。X 线诊断在影像诊断学中应用最早，传统的 X 线检查曾对临床疾病的诊断起过重要作用，并一直沿用至今。

X 线检查可分为一般检查、特殊检查和造影检查 3 种。一般检查是 X 线检查中最基本的检查方法，包括透视和摄影，在临床上应用最多。透视应用最广的部位是胸部和胃肠道，其次应用于大的骨折、脱臼以及异物的检查等。目前，X 线透视利用影像增强器已可在亮室内进行，若加上 X 线电视系统可做电视透视。X 线摄片是临床使用的重要检查方法之一，可用于人体各个部位，常用的体位有正位、侧位，必要时还可采用斜位、前弓位和切线位等，以充分显示病变。摄影能显示人体的细微结构和厚而致密的组织。数字化摄影是照相经电子计算机处理后，再将图像用多幅照相机照到胶片上，显示的图像层次比普通 X 线照片多，但设备价格昂贵，目前尚未能在临床广泛使用。特殊检查包括断层摄影、荧光缩影、放大摄影、高千伏摄影及记波摄影等。造影检查是把造影剂注入所要检查的器官或其周围，使之产生对比显影，以达到检查和诊断的目的。

X 线检查目前仍在临床广泛使用，对疾病的诊断起重要作用，但传统的 X 线检查对人体病理变化的反应不够灵敏，对体内各种组织的密度分辨力较差，对内脏肿瘤的发现受一定限制。此外，常规 X 线检查只能显示脏器的纵轴平面投影，不能做横轴的平面投影，对较小的肿瘤、轻度炎症、组织水肿及少量出血等常不能清楚显示。X 线诊断是以 X 线影像为根据的，因此 X 线照片的质量应合乎要求才能做出正确诊断。阅片时对所见的 X 线表现首先应确定其为正常、正常变异或病理异常。如为病理异常则应明确其解剖部位和病理性质,做出相应的X线诊断。值得注意的是,影像学表现只是体内病理改变在照片上的反映。有时不同的病理改变可有相同或类似的影像学表现,所以在作X线诊断时一定要密切结合临床,才能做出正确的诊断。

二、计算机体层摄影

计算机体层摄影(CT)是电子计算机技术和X线扫描技术相结合的一种影像学诊断方法,基本原理是当X线通过人体某一层面时,部分光子被吸收,X线强度因而衰减,剩余的光子被位于人体对侧的探测器吸收,探测器将所接收的光信号转换为电的信号,输送到电子计算机进行运算处理,获得每个像素的线性吸收系数,然后重建图像,由阴极射线管显示出来,供医师分析诊断。

自从1971年世界上第一代CT机问世以来,其发展非常迅速,近年来,由于CT机的设计、制造、软件功能以及X线技术的快速发展,CT扫描无论从速度、分辨率等方面均在明显提高,近年来还出现了三维成像、螺旋扫描等新技术,从而使CT的应用范围更加广泛。

根据采用X线束、探测器、扫描方式和所需扫描时间长短的不同,CT可被划分为第1～5代的不同机种。第一代和第二代CT用于头颅照射,它们扫描所需时间分别为5分钟和1分钟。第三代以后的CT可应用于全身照射,所需扫描时间第三代为10秒而第四代为1秒。为了提高心血管检查的效率,现在又设计出第五代CT,又称心血管CT,此机可在1秒时间内得到17～20个图像,适用于心血管动态扫描。

CT图像具有比常规X线照片高10倍以上的密度分辨率,可以反映出普通X线检查看不到的病变。例如普通X线照片不能显示脑内出血灶,在CT图像上却可显示出来。临床上往往不易区分脑出血或脑梗死,CT也可明确鉴别出这两种疾病。CT对颅脑其他疾病也有较高的诊断价值,诸如外伤、感染、脑血管疾病、先天畸形、肿瘤等,CT均为首选的检查方法。对肝、胰、脾、肾等实质脏器疾病,特别是占位性病变,CT也有较高的阳性诊断率,若与B型超声检查配合使用,可达到更高的诊断率。CT对五官、盆腔、脊柱、四肢、纵隔等部位疾病的诊断也有其独到之处;对肺及胃肠道疾病的诊断也可起到补充作用。

CT的特殊技术包括以下几项。

(一)增强扫描

扫描前静脉注射有机碘制剂(如泛影葡胺),药物可通过血液循环到达病变部位,增加了病变部位血管和周围组织的对比度,使病变的显示更为清晰。

(二)动态扫描

观察造影剂在组织内的变化情况,有助于鉴别诊断。

(三)高分辨率薄层扫描(HRCT)

常规 CT 由于层面较厚部分容积效应的干扰,某些征象显示不够清楚,而高分辨率薄层 CT 的层面较薄,可以利用原有的投影数据,用特殊程序,重建出局部高分辨图像,常用于肺部微小结节的显示,并可辨认肺小叶的核心结构和间隔结构。

(四)超速 CT(UFCT)

近年来,UFCT 的出现为我们提供了早期检测冠心病的无创性方法。

(五)CT 造影

在某些传统造影技术操作,如胆管、泌尿道、脊髓、脑室等造影后,再进行 CT 扫描,可以进一步提高诊断率。

(六)介入性 CT

即在 CT 引导下进行穿刺、引流及活组织检查等介入性诊断。

(七)电子束 CT(EBCT)

电子束 CT 是继螺旋 CT、MRI 之后又一新型医学影像系统,是目前世界上最快的断层扫描装置。EBCT 在心血管病的诊断中具有很大潜力。

CT 的发明是医学史上,特别是影像诊断学上有划时代意义,很快推广使用到全身各个系统。CT 机的不断改进,使扫描时间缩短,扫描层厚度不断变薄,影像越来越清晰。技术本身目前基本已达到成熟阶段,将来的发展主要在简化结构、降低成本上下功夫,使 CT 成为现代化医院不可缺少的常规影像学检查设备。

三、磁共振成像

磁共振成像(MRI)又称核磁共振成像术,是利用人体组织中某种原子核的磁共振现象,将所得的射频信号经过电子计算机处理,重建出人体某一层面的图像,并据此做出诊断。磁共振成像对器官及组织影像的对比度和敏感性比 CT 高,可显示一些在 CT 上不能显示的病变,如肝癌周围的子灶、脑白质轻度变性、较小的脑肿瘤等。对神经系统和血管系统疾病的诊断也比 CT 略胜一筹,因此在临床上常使用于以下情况。

（一）头部

MRI可清晰分辨脑灰质和白质，对多发性硬化等一类脱髓鞘病的显示较CT清楚，但对脑外伤、脑出血、脑梗死、脑肿瘤等的显示与CT类似。硬膜下血肿、脑梗死或脑肿瘤的早期，MRI的显示优于CT，但MRI对钙化和脑膜瘤的显示不好。脑干及小脑病变的显示，MRI图像没有伪影，是首选检查的方法。

（二）脊柱

MRI不需要造影剂即能清晰区分脊髓、硬膜囊和硬膜外脂肪。MRI对肿瘤、脊髓空洞症、脱髓鞘病变等疾病均有较高诊断价值，对脊椎外伤引起的骨折或脱位，MRI的显示不如常规X线片或CT，但能较好地观察脊髓损伤情况。MRI显示椎间盘也较好，可以分辨纤维环和髓核，特别是矢状面图像，可以同时显示多个椎间盘突出。

（三）四肢

骨皮质为无信号区，骨髓腔在T_1加权像上为高强信号。MRI对骨质本身病变显示不如X线片或CT，但对软组织及肌肉病变、肿瘤及炎症都能清晰显示，特别对早期急性骨髓炎，MRI是一种灵敏度很高的检查方法。此外，MRI也是检查膝关节半月板病变的首选方法。

（四）盆腔

对直肠及泌尿生殖系统的检查，MRI优于CT。MRI无辐射损害，特别适用于孕妇及胎儿检查。

（五）肺部

MRI对肺部的检查不如常规X线胸片及CT，但对纵隔的检查则优于CT，MRI不需要使用造影剂即可对纵隔和肺门部位的血管和肿大淋巴结做出鉴别。

（六）心血管

MRI采用心电门控技术，可显示心肌和心腔病变，还可计算出一些心脏血流指数，是很有价值的心血管检查技术。在后天性心脏病方面，MRI可对急性心肌梗死和慢性心肌梗死做出鉴别，并可显示残余的正常心肌，可帮助确定能否做冠状动脉搭桥手术。MRI可以准确地判断有无肥厚型心肌病，病变的范围和程度，对充血性心肌病可显示心室扩大程度，并可发现肥厚型心肌病的某些变异类型。MRI还能对心包膜增厚及少量心包积液做出判断，并能区分血性还是其他成分的液体。心电门控 MRI 不用对比剂即可清楚地显示主动脉的解剖结构、病变大小和范围,有无血栓、管腔扩张或狭窄以及与邻近血管的关系,可以完全取代 B 型超声显像和 CT。心电门控 MRI 对先天性心脏病解剖畸形的诊断率已达 80％以上,而且能够对左向右分流的先心病提供生理性信息。但 MRI 瓣膜病变的分辨率仍不够理想,因此瓣膜病变(如关闭不全)仍需主动脉造影或左室造影。

(七)腹部

主要用于肝、胰、脾、肾等实质脏器,但其总的效果不如 CT。

在磁共振成像时,脂肪组织呈白色强信号,而血管图像由于有血液流空效应呈现黑色低信号,因而它能全面地观察病变与其周围的关系,明确其范围。目前,MRI 存在的问题是扫描时间长。进一步提高成像速度,并获得更为大量的信息是今后需要探讨的问题。

磁共振血管造影(MRA)是磁共振发展的又一个里程碑,但由于磁共振成家技术中尚存在着血液流动的涡流和湍流,易造成信号丢失,在评价其结果时可导致扩大狭窄程度,所以目前仅被用于随诊待查或病例筛选。磁共振频谱(MRS)、频谱成像(MRSI)、弥散加权成像(DWI)和灌注成家(PI)的研究虽有进展,但还未普遍应用于临床。

四、数字减影血管造影(DSA)

数字减影血管造影(DSA)是由电子计算机进行影像处理的 X 线诊断技术,是电子计算机与常规血管造影相结合的数字减影的血管造影。它把血管造影的影像数字化,通过数字化处理、再成像等过程显示血管系统。减影像是指把没有注射造影剂的图像与有造影剂的图像相减后所得的图像,减影过程是图像经模-数转换器数字化后在电子计算机内进行的,减影相数字化后,数-模转换器把数字信号变成模拟信号,在输入监视器屏幕上出现实时图像。

常规血管造影具有操作简便,成功率高,受检者痛苦较少,并可通过导管到达全身任何部位的血管,从而能进行选择性血管造影等优点。但常规血管造影的创伤性较大,需要注射较多量浓度较高的造影剂,胶片的消耗量也较大,且不能进行实时显示,对老弱者及小儿仍有禁忌。

DSA 的主要优点是可以直接通过肘静脉注射造影剂,造影剂经过上腔静脉到右心,然后经过肺内小循环至左心室,再到全身循环。造影剂也可经导管法输入,导管可经肘静脉或股静脉插入,然后将导管顶端置于上、下腔静脉或右心房内注入造影剂。由于采用了电子增强技术和计算机处理,可以使四肢末梢动脉及腹腔动脉显影。目前,DSA 已从静脉法进一步发展到动脉插管法,即经股动脉或腋动脉插入导管,将导管顶端置于主动脉或靶血管注入造影剂。此外,还可将导管插入有关心腔内注入造影剂做心腔造影。由于动脉法造影图像的清晰度一般优于静脉法,所以在临床上应用较多。与常规血管造影相比较,DSA 的对比度分辨率较高,造影剂浓度达到 5%即可显影,而常规血管造影时,造影剂的浓度要达到30%～40%时才能显影,因此减少了用药量和患者的不良反应;DSA 可减少血管以外的背景,尤其使与骨骼重叠的血管能清楚显示;DSA 由于造影剂用量小,浓度低,可选用较细的导管,损伤小,比较安全,对肝、肾功能的影响也较常规血管造影为少。此外,DSA 可节省时间,甚至可不需住院,在门诊进行检查。

DSA 的不足之处是移动伪影较多,伪影来自患者的不自主动作,如吞咽、呼吸、心跳、血管搏动、肠蠕动等均可导致伪影,影响减影效果。此外,DSA 对较小血管的显示尚不及常规动脉造影清晰,但至少可以作为常规动脉造影的筛选性检查,并可代替相当一部分常规血管造影。DSA 的发展方向是达到和超过常规动脉造影的分辨能力,减少造影剂用量,减少对患者的辐射性损伤。

五、介入放射学

介入放射学又称手术放射学,1976 年由马戈利斯命名,1978 年出版了专门的杂志。主要含义是应用放射诊断学技术作为导向,将特制的穿刺针或导管插入体内预定的部位,取得组织学、细胞学、细菌学、生物化学和生理学资料,以进一步明确疾病的诊断,是一种应用放射诊断技术导向的穿刺活检。介入放射学的范围很广,也包括应用放射诊断学的器械、技术和方法,达到治疗疾病的目的,如经导管选择性动脉内药物灌注及栓塞术、经导管肾动脉成形术(PTRA)、冠状动脉成形术(PTCA)、消化道狭窄性病变气囊扩张术、心脏介入放射学、经导管溶栓术和泌尿系统介入性放射学等。介入放射学是放射学领域的重大发展。在临床上使用较多的介入放射学诊断方法有以下几种。

(一)经皮针刺活检术

经皮针刺活检术是在影像学显像系统、细针穿刺和细胞病理学联合应用发展起来的一种简便、有效的诊断手段,在临床上广泛应用于以下部位的检查。

1.胸部活检

主要用于肺部和胸壁病变的活检诊断。对肺部弥漫性和局限性病变,可用

20 号薄壁带有槽沟的切割型针获取组织做病理学检查,或用细针穿刺抽吸标本做细胞学检查。活检一般都在 X 线透视、超声或 CT 引导下进行。临床多用于对肺部肿瘤、炎性肿块和肉芽肿之间的诊断和鉴别诊断。

2.腹部活检

主要用于对肝、肾、胰等脏器肿块的诊断。可采用经皮细针抽吸活检。活检在 X 线、超声或 CT 引导下直接刺入肿块,抽吸组织做涂片后,送细胞学检查,很少有并发症。细针穿刺还可应用于腹膜后淋巴结、盆腔、主动脉旁淋巴结等处的活检。

3.甲状腺活检

用于甲状腺肿块及临床鉴别良性或恶性有困难者。

4.乳腺针吸活检

细针穿刺乳腺病变处,做针吸活检,操作多在 X 线引导下进行,简便易行,很少有并发症。

(二)经管道穿刺活检术

经管道穿刺活检术是直接将导管或经穿刺道或经外科手术建立的通道,将导管插入至有关脏器的管道内,对病变进行诊断的放射学技术。此项技术在肝胆及泌尿外科应用较多。

(三)诊断性血管内导管技术

诊断性血管内导管技术是经周围血管插入特制导管至心脏、大血管及其他周围血管进行诊断的一门专科技术。可用于各种选择性心脏和血管造影、血流动力学检查及监测、心内电生理检查和心内膜心肌活体组织检查等。

(四)经纤维支气管镜活检术

在完成常规检查后,将纤维支气管镜直接插入病变区的段支气管,在 X 线导引下,用活检钳采取病变部位的活组织做组织病理学检查,临床上多应用于周围性肺部病变。经支气管针吸活检可提高对肺部外周肿块的诊断率,操作方法基本与活检钳相同,均在 X 线引导下进行。针吸活检出血量少,可达到活检钳不能达到的部位,由于针可自鞘内向前推进,故能刺入病变内抽吸,从而明显提高了诊断的阳性率。介入放射学技术正在迅速发展中,目前已深入伸向临床各个领域,引起放射学界及临床各科医师的重视,但由于介入放射学需要一定的现代化仪器、设备和熟练技术,介入放射学的开展情况已成为人们衡量其放射学水平的重要标志之一。

第三章 神经内科疾病诊疗

第一节 短暂性脑缺血发作

短暂性脑缺血发作(transient ischemic attack,TIA)是指因脑血管病变引起的短暂性、局限性脑功能缺失或视网膜功能障碍。临床症状一般持续 10～20 分钟,多在 1 小时内缓解,最长不超过 24 小时,不遗留神经功能缺失症状,结构性影像学(CT、MRI)检查无责任病灶。凡临床症状持续超过 1 小时且神经影像学检查有明确病灶者不宜称为 TIA。

1975 年,曾将 TIA 定义限定为 24 小时,这是基于时间的定义。2002 年,美国 TIA 工作组提出了新的定义,即由于局部脑或视网膜缺血引起的短暂性神经功能缺损发作,典型临床症状持续不超过 1 小时,且无急性脑梗死的证据。TIA 新的基于组织学的定义以脑组织有无损伤为基础,更有利于临床医师及时进行评价,使急性脑缺血能得到迅速干预。

流行病学统计表明,15％的脑卒中患者曾发生过 TIA。不包括未就诊的患者,美国每年 TIA 发作人数估计为 20 万～50 万人。TIA 发生脑卒中率明显高于一般人群,TIA 后第 1 个月内发生脑梗死者占 4％～8％;1 年内 12％～13％;5 年内增至 24％～29％。TIA 患者发生脑卒中在第 1 年内较一般人群高 13～16 倍,是最严重的"卒中预警"事件,也是治疗干预的最佳时机,频发 TIA 更应以急诊处理。

一、病因与发病机制

(一)病因

TIA 病因各有不同,主要是动脉粥样硬化和心源性栓子。多数学者认为微栓塞或血流动力学障碍是 TIA 发病的主要原因,90%左右的微栓子来源于心脏和动脉系统,动脉粥样硬化是50岁以上患者 TIA 的最常见原因。

(二)发病机制

TIA 的真正发病机制至今尚未完全阐明。主要有血流动力学改变学说和微栓子学说

1.血流动力学改变学说

TIA 的主要原因是血管本身病变。动脉粥样硬化造成大血管的严重狭窄,由于病变血管自身调节能力下降,当一些因素引起灌注压降低时,病变血管支配区域的血流就会显著下降,同时又可能存在全血黏度增高、红细胞变形能力下降和血小板功能亢进等血液流变学改变,促进了微循环障碍的发生,而使局部血管无法保持血流量的恒定,导致相应供血区域 TIA 的发生。血流动力学型 TIA 在大动脉严重狭窄基础上合并血压下降,导致远端一过性脑供血不足症状,当血压回升时症状可缓解。

2.微栓子学说

大动脉的不稳定粥样硬化斑块破裂,脱落的栓子随血流移动,阻塞远端动脉,随后栓子很快发生自溶,临床表现为一过性缺血发作。动脉的微栓子来源最常见的部位是颈内动脉系统。心源性栓子为微栓子的另一来源,多见于心房颤动、心瓣膜疾病及左心室血栓形成。

3.其他学说

脑动脉痉挛、受压学说,如脑血管受到各种刺激造成的痉挛或由于颈椎骨质增生压迫椎动脉造成缺血;颅外血管盗血学说,如锁骨下动脉严重狭窄,椎动脉脑血流逆行,导致颅内灌注不足等。

TIA 常见的危险因素包括高龄、高血压、抽烟、心脏病(冠心病、心律失常、充血性心力衰竭、心脏瓣膜病)、高血脂、糖尿病和糖耐量异常、肥胖、不健康饮食、体力活动过少、过度饮酒、口服避孕药或绝经后雌激素的应用、高同型半胱氨酸血症、抗心磷脂抗体综合征、蛋白 C/蛋白 S 缺乏症等。

二、病理

发生缺血部位的脑组织常无病理改变,但部分患者可见脑深部小动脉发生闭塞而形成的微小梗死灶,其直径常小于 1.5 mm。主动脉弓发出的大动脉、颈动脉可见动脉粥样硬化性改变、狭窄或闭塞。颅内动脉也可有动脉粥样硬化性改变,或可见动脉炎性浸润。另外可有颈动脉或椎动脉过长或扭曲。

三、临床表现

TIA 多发于老年人,男性多于女性。发病突然,恢复完全,不遗留神经功能缺损的症状和体征,多有反复发作的病史。持续时间短暂,一般为 10～15 分钟,颈内动脉系统平均为 14 分钟,椎-基底动脉系统平均为 8 分钟,每天可有数次发作,发作间期无神经系统症状及阳性体征。颈内动脉系统 TIA 与椎-基底动脉系统 TIA 相比,发作频率较少,但更容易进展为脑梗死。

TIA 神经功能缺损的临床表现依据受累的血管供血范围而不同,临床常见的神经功能缺损有以下两种。

(一)颈动脉系统 TIA

最常见的症状为对侧面部或肢体的一过性无力和感觉障碍、偏盲,偏侧肢体或单肢的发作性轻瘫最常见,通常以上肢和面部较重,优势半球受累可出现语言障碍。单眼视力障碍为颈内动脉系统 TIA 所特有,短暂的单眼黑矇是颈内动脉分支——眼动脉缺血的特征性症状,表现为短暂性视物模糊、眼前灰暗感或云雾状。

(二)椎-基底动脉系统 TIA

常见症状为眩晕、头晕、平衡障碍、复视、构音障碍、吞咽困难、皮质性盲和视野缺损、共济失调、交叉性肢体瘫痪或感觉障碍。脑干网状结构缺血可能由于双下肢突然失张力,造成跌倒发作。颞叶、海马、边缘系统等部位缺血可能出现短暂性全面性遗忘症,表现为突发的一过性记忆丧失,时间、空间定向力障碍,患者有自知力,无意识障碍,对话、书写、计算能力保留,症状可持续数分钟至数小时。

血流动力学型 TIA 与微栓塞型 TIA 在临床表现上也有所区别(表 3-1)。

表 3-1　血流动力学型 TIA 与微栓塞型 TIA 的临床鉴别要点

临床表现	血流动力学型	微栓塞型
发作频率	密集	稀疏
持续时间	短暂	较长
临床特点	刻板	多变

四、辅助检查

治疗的结果与确定病因直接相关,辅助检查的目的就在于确定病因及危险因素。

(一)TIA 的神经影像学表现

普通 CT 和 MRI 扫描正常。MRI 灌注成像(PWI)表现可有局部脑血流减低,但不出现 DWI 的影像异常。TIA 作为临床常见的脑缺血急症,要进行快速的综合评估,尤其是 MRI 检查(包括 DWI 和 PWI),以便鉴别脑卒中、确定半暗带、制订治疗方案和判断预后。CT 检查可以排除脑出血、硬膜下血肿、脑肿瘤、动静脉畸形和动脉瘤等临床表现与 TIA 相似的疾病,必要时需行腰椎穿刺以排除蛛网膜下腔出血。CT 血管成像(CTA)、磁共振血管成像(MRA)有助于了解血管情况。梗死型 TIA 的概念是指临床表现为 TIA,但影像学上有脑梗死的证据,早期的 MRI 弥散成像(DWI)检查发现,20%~40%临床上表现为 TIA 的患者存在梗死灶。但实际上根据 TIA 的新概念,只要出现了梗死灶就不能诊断为 TIA。

(二)血浆同型半胱氨酸检查

血浆同型半胱氨酸浓度与动脉粥样硬化程度密切相关,血浆同型半胱氨酸水平升高是全身性动脉硬化的独立危险因素。

(三)其他检查

TCD 检查可发现颅内动脉狭窄,并且可进行血流状况评估和微栓子检测。血常规和生化检查也是必要的,神经心理学检查可能发现轻微的脑功能损害。双侧肱动脉压、桡动脉搏动、双侧颈动脉及心脏有无杂音、全血和血小板检查、血脂、空腹血糖及糖耐量、纤维蛋白原、凝血功能、抗心磷脂抗体、心电图、心脏及颈动脉超声、TCD、DSA 等,有助于发现 TIA 的病因和危险因素、评判动脉狭窄程度、评估侧支循环建立程度和进行微栓子的检测;有条件时应考虑经食管超声心动图检查,可能发现卵圆孔未闭等心源性栓子的来源。

五、诊断与鉴别诊断

(一)诊断

诊断只能依靠病史,根据血管分布区内急性短暂神经功能障碍与可逆性发作特点,结合 CT 排除出血性疾病可考虑 TIA。确立 TIA 诊断后应进一步进行病因、发病机制的诊断和危险因素分析。TIA 和脑梗死之间并没有截然的区别,两者应被视为一个疾病动态演变过程的不同阶段,应尽可能采用"组织学损害"的标准界定两者。

（二）鉴别诊断

鉴别需要考虑其他可以导致短暂性神经功能障碍发作的疾病。

1.局灶性癫痫后出现的 Todd 麻痹

局限性运动性发作后可能遗留短暂的肢体无力或轻偏瘫，持续 0.5～36 小时后可消除。患者有明确的癫痫病史，EEG 可见局限性异常，CT 或 MRI 可能发现脑内病灶。

2.偏瘫型偏头痛

多于青年期发病，女性多见，可有家族史，头痛发作的同时或过后出现同侧或对侧肢体不同程度瘫痪，并可在头痛消退后持续一段时间。

3.晕厥

为短暂性弥漫性脑缺血、缺氧所致，表现为短暂性意识丧失，常伴有面色苍白、大汗、血压下降，EEG 多数正常。

4.梅尼埃病

发病年龄较轻，发作性眩晕、恶心、呕吐可与椎-基底动脉系统 TIA 相似，反复发作常合并耳鸣及听力减退，症状可持续数小时至数天，但缺乏中枢神经系统定位体征。

5.其他

血糖异常、血压异常、颅内结构性损伤（如肿瘤、血管畸形、硬膜下血肿、动脉瘤等）、多发性硬化等，也可能出现类似 TIA 的临床症状。临床上可以依靠影像学资料和实验室检查进行鉴别诊断。

六、治疗

TIA 是缺血性血管病变的重要部分。TIA 既是急症，也是预防缺血性血管病变的最佳和最重要时机。TIA 的治疗与二级预防密切结合，可减少脑卒中及其他缺血性血管事件发生。TIA 症状持续 1 小时以上，应按照急性脑卒中流程进行处理。根据 TIA 病因和发病机制的不同，应采取不同的治疗策略。

（一）控制危险因素

TIA 需要严格控制危险因素，包括调整血压、血糖、血脂、同型半胱氨酸，以及戒烟、治疗心脏疾病、避免大量饮酒、有规律的体育锻炼、控制体重等。已经发生 TIA 的患者或高危人群可长期服用抗血小板药物。肠溶阿司匹林为目前最主要的预防性用药之一。

(二)药物治疗

1.抗血小板聚集药物

阻止血小板活化、黏附和聚集,防止血栓形成,减少动脉-动脉微栓子。常用药物如下。

(1)阿司匹林肠溶片:通过抑制环氧化酶减少血小板内花生四烯酸转化为血栓烷 A_2(TXA$_2$)防止血小板聚集,各国指南推荐的标准剂量不同,我国指南的推荐剂量为 $75 \sim 150$ mg/d。

(2)氯吡格雷(75 mg/d):也是被广泛采用的抗血小板药,通过抑制血小板表面的二磷酸腺苷(ADP)受体阻止血小板积聚。

(3)双嘧达莫:为血小板磷酸二酯酶抑制剂,缓释剂可与阿司匹林联合使用,效果优于单用阿司匹林。

2.抗凝治疗

考虑存在心源性栓子的患者应予抗凝治疗。抗凝剂种类很多,肝素、低分子量肝素、口服抗凝剂(如华法林、香豆素)等均可选用,但除低分子量肝素外,其他抗凝剂如肝素、华法林等应用过程中应注意检测凝血功能,以避免发生出血不良反应。低分子量肝素,每次 $4\,000 \sim 5\,000$ U,腹部皮下注射,每天 2 次,连用 $7 \sim 10$ 天,与普通肝素比较,生物利用度好,使用安全。口服华法林$6 \sim 12$ mg/d,$3 \sim 5$ 天后改为 $2 \sim 6$ mg/d维持,目标国际标准化比值(INR)范围为$2.0 \sim 3.0$。

3.降压治疗

血流动力学型 TIA 的治疗以改善脑供血为主,慎用血管扩张药物,除抗血小板聚集、降脂治疗外,需慎重管理血压,避免降压过度,必要时可给予扩容治疗。在大动脉狭窄解除后,可考虑将血压控制在目标值以下。

4.生化治疗

防治动脉硬化及其引起的动脉狭窄和痉挛,以及斑块脱落的微栓子栓塞造成TIA。主要用药:维生素 B_1,每次 10 mg,3 次/天;维生素 B_2,每次 5 mg,3 次/天;维生素 B_6,每次 10 mg,3 次/天;复合维生素 B,每次 10 mg,3 次/天;维生素 C,每次 100 mg,3 次/天;叶酸片,每次5 mg,3 次/天。

(三)手术治疗

颈动脉剥脱术(CEA)和颈动脉支架治疗(CAS)适用于症状性颈动脉狭窄70%以上的患者,实际操作上应从严掌握适应证。仅为预防脑卒中而让无症状的颈动脉狭窄患者冒险手术不是正确的选择。

七、预后与预防

(一)预后

TIA 可使发生缺血性脑卒中的危险性增加。传统观点认为,未经治疗的 TIA 患者约 1/3 发展成脑梗死,1/3 可反复发作,另 1/3 可自行缓解。但如果经过认真细致的中西医结合治疗应会减少脑梗死的发生比例。一般第一次 TIA 后,10%～20%的患者在其后90 天出现缺血性脑卒中,其中 50%发生在第 1 次 TIA 发作后 24～28 小时。预示脑卒中发生率增高的危险因素包括高龄、糖尿病、发作时间超过 10 分钟、颈内动脉系统 TIA 症状(如无力和语言障碍);椎-基底动脉系统 TIA 发生脑梗死的比例较少。

(二)预防

近年来以中西医结合治疗本病的临床研究证明,在注重整体调节的前提下,病证结合,中医学辨证论治能有效减少 TIA 发作的频率及程度并降低形成脑梗死的危险因素,从而起到预防脑血管病事件发生的作用。

第二节　腔隙性脑梗死

腔隙性脑梗死是指大脑半球深部白质和脑干等中线部位,由直径为 $100～400\ \mu m$ 的穿支动脉血管闭塞导致的脑梗死。所引起的病灶为 $0.5～15.0\ mm^3$ 的梗死灶。大多由大脑前动脉、大脑中动脉、前脉络膜动脉和基底动脉的穿支动脉闭塞所引起。脑深部穿动脉闭塞导致相应灌注区脑组织缺血、坏死、液化,由吞噬细胞将该处组织移走而形成小腔隙。好发于基底节、丘脑、内囊、脑桥的大脑皮质贯通动脉供血区。反复发生多个腔隙性脑梗死,称多发性腔隙性脑梗死。临床引起相应的综合征,常见的有纯运动性轻偏瘫、纯感觉性卒中、构音障碍-手笨拙综合征、共济失调性轻偏瘫和感觉运动性卒中。高血压和糖尿病是主要原因,特别是高血压尤为重要。腔隙性脑梗死占脑梗死的 20%～30%。

一、病因与发病机制

(一)病因

真正的病因和发病机制尚未完全清楚,但与下列因素有关。

1.高血压

长期高血压作用于小动脉及微小动脉壁,致脂质透明变性,管腔闭塞,产生腔隙性病变。舒张压增高是多发性腔隙性脑梗死的常见原因。

2.糖尿病

糖尿病时血浆低密度脂蛋白及极低密度脂蛋白的浓度增高,引起脂质代谢障碍,促进胆固醇合成,从而加速、加重动脉硬化的形成。

3.微栓子(无动脉病变)

各种类型小栓子阻塞小动脉导致腔隙性脑梗死,如胆固醇、红细胞增多症、纤维蛋白等。

4.血液成分异常

如红细胞增多症、血小板增多症和高凝状态,也可导致发病。

(二)发病机制

腔隙性脑梗死的发病机制还不完全清楚。微小动脉粥样硬化被认为是症状性腔隙性脑梗死常见的发病机制。在高血压患者中,在粥样硬化斑为100~400 μm的小动脉中,也能发现动脉狭窄和闭塞。颈动脉粥样斑块,尤其是多发性斑块,可能会导致腔隙性脑梗死;脑深部穿动脉闭塞,导致相应灌注区脑组织缺血、坏死,由吞噬细胞将该处脑组织移走,遗留小腔,因而导致该部位神经功能缺损。

二、病理

腔隙性脑梗死灶呈不规则圆形、卵圆形或狭长形。累及管径在 100~400 μm的穿动脉,梗死部位主要在基底节(特别是壳核和丘脑)、内囊和脑桥的白质。大多数腔隙性脑梗死位于豆纹动脉分支、大脑后动脉的丘脑深穿支、基底动脉的旁中央支供血区。阻塞常发生在深穿支的前半部分,因而梗死灶均较小,大多数直径为 0.2~15 mm。病变血管可见透明变性、玻璃样脂肪变、玻璃样小动脉坏死、血管壁坏死和小动脉硬化等。

三、临床表现

本病常见于 40~60 岁的中老年人。腔隙性脑梗死患者中高血压的发病率约为 75%,糖尿病的发病率为 25%~35%,有 TIA 史者约有 20%。

(一)症状和体征

临床症状一般较轻,体征单一,一般无头痛、颅内高压症状和意识障碍。由

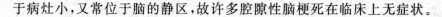

于病灶小,又常位于脑的静区,故许多腔隙性脑梗死在临床上无症状。

(二)临床综合征

Fisher 根据病因、病理和临床表现,归纳为 21 种综合征,常见的有以下几种。

1.纯运动性轻偏瘫(pure motor hemiparesis,PMH)

最常见,约占 60%,有病灶对侧轻偏瘫,而不伴失语、感觉障碍和视野缺损,病灶多在内囊和脑干。

2.纯感觉性卒中(pure sensory stroke,PSS)

约占 10%,表现为病灶对侧偏身感觉障碍,也可伴有感觉异常,如麻木、烧灼和刺痛感。病灶在丘脑腹后外侧核或内囊后肢。

3.构音障碍-手笨拙综合征(dysarthric-clumsy hand syndrome,DCHS)

约占 20%,表现为构音障碍、吞咽困难,病灶对侧轻度中枢性面、舌瘫,手的精细运动欠灵活,指鼻试验欠稳。病灶在脑桥基底部或内囊前肢及膝部。

4.共济失调性轻偏瘫(ataxic-hemiparesis,AH)

病灶同侧共济失调和病灶对侧轻偏瘫,下肢重于上肢,伴有锥体束征。病灶多在放射冠汇集至内囊处,或脑桥基底部皮质脑桥束受损所致。

5.感觉运动性卒中(sensorimotor stroke,SMS)

少见,以偏身感觉障碍起病,再出现轻偏瘫,病灶位于丘脑腹后核及邻近内囊后肢。

6.腔隙状态

由 Marie 提出,由于多次腔隙性脑梗死后,有进行性加重的偏瘫、严重的精神障碍、痴呆、平衡障碍、二便失禁、假性延髓性麻痹、双侧锥体束征和类帕金森综合征等。近年由于有效控制血压及治疗的进步,现在已很少见。

四、辅助检查

(一)神经影像学检查

1.颅脑 CT

非增强 CT 扫描显示为基底节区或丘脑呈卵圆形低密度灶,边界清楚,直径为 10~15 mm。由于病灶小,占位效应轻微,一般仅为相邻脑室局部受压,多无中线移位,梗死密度随时间逐渐减低,4 周后接近脑脊液密度,并出现萎缩性改变。增强扫描于梗死后 3 天至 1 个月可能发生均一或斑块性强化,以 2~3 周明显,待达到脑脊液密度时,则不再强化。

2.颅脑 MRI

MRI 显示比 CT 优越,尤其是对脑桥的腔隙性脑梗死和新旧腔隙性脑梗死的鉴别有意义,增强后能提高阳性率。颅脑 MRI 检查在 T_2WI 像上显示高信号,是小动脉阻塞后新的或陈旧的病灶。T_1WI 和 T_2WI 分别表现为低信号和高信号斑点状或斑片状病灶,呈圆形、椭圆形或裂隙形,最大直径常为数毫米,一般不超过 1 cm。急性期 T_1WI 的低信号和 T_2WI 的高信号,常不及慢性期明显,由于水肿的存在,使病灶看起来常大于实际梗死灶。注射造影剂后,T_1WI 急性期、亚急性期和慢性期病灶显示增强,呈椭圆形、圆形,也可呈环形。

3.CT 血管成像(CTA)、磁共振血管成像(MRA)

了解颈内动脉有无狭窄及闭塞程度。

(二)超声检查

经颅多普勒超声(TCD)了解颈内动脉狭窄及闭塞程度。三维B超检查了解颈内动脉粥样硬化斑块的大小和厚度。

(三)血液学检查

了解有无糖尿病和高脂血症等。

五、诊断与鉴别诊断

(一)诊断

(1)中老年人发病,多数患者有高血压病史,部分患者有糖尿病史或TIA 史。

(2)急性或亚急性起病,症状比较轻,体征比较单一。

(3)临床表现符合 Fisher 描述的常见综合征之一。

(4)颅脑 CT 或 MRI 发现与临床神经功能缺损一致的病灶。

(5)预后较好,恢复较快,大多数患者不遗留后遗症状和体征。

(二)鉴别诊断

1.小量脑出血

均为中老年发病,有高血压和急起的偏瘫和偏身感觉障碍。但小量脑出血头颅 CT 显示高密度灶即可鉴别。

2.脑囊虫病

CT 均表现为低信号病灶。但是,脑囊虫病 CT 呈多灶性、小灶性和混合灶性病灶,临床表现常有头痛和癫痫发作,血和脑脊液囊虫抗体阳性,可供鉴别。

六、治疗

(一)抗血小板聚集药物

抗血小板聚集药物是预防和治疗腔隙性脑梗死的有效药物。

1.肠溶阿司匹林(或拜阿司匹林)

每次 100 mg,每天 1 次,口服,可连用 6～12 个月。

2.氯吡格雷

每次 50～75 mg,每天 1 次,口服,可连用半年。

3.西洛他唑

每次 50～100 mg,每天 2 次,口服。

4.曲克芦丁

每次 200 mg,每天 3 次,口服;或每次 400～600 mg 加入 5％葡萄糖注射液或 0.9％氯化钠注射液500 mL中静脉滴注,每天 1 次,可连用 20 天。

(二)钙通道阻滞剂

1.氟桂利嗪

每次 5～10 mg,睡前口服。

2.尼莫地平

每次 20～30 mg,每天 3 次,口服。

3.尼卡地平

每次 20 mg,每天 3 次,口服。

(三)血管扩张药

1.丁苯酞

每次 200 mg,每天 3 次,口服。偶见恶心、腹部不适,有严重出血倾向者忌用。

2.丁咯地尔

每次 200 mg 加入 5％葡萄糖注射液或 0.9％氯化钠注射液 250 mL 中静脉滴注,每天 1 次,连用10～14 天;或每次 200 mg,每天 3 次,口服。可有头痛、头晕、恶心等不良反应。

3.倍他司汀

每次 6～12 mg,每天 3 次,口服。可有恶心、呕吐等不良反应。

(四)内科病的处理

有效控制高血压、糖尿病、高脂血症等,坚持药物治疗,定期检查血压、血糖、血脂、心电图和有关血液流变学指标。

七、预后与预防

(一)预后

Marie 和 Fisher 认为腔隙性脑梗死一般预后良好,下述几种情况影响本病的预后。

(1)梗死灶的部位和大小,如腔隙性脑梗死发生在脑的重要部位——脑桥和丘脑,以及大的和多发性腔隙性脑梗死者预后不良。

(2)有反复 TIA 发作,有高血压、糖尿病和严重心脏病(缺血性心脏病、心房颤动、心脏瓣膜病等),症状没有得到很好控制者预后不良。据报道,1 年内腔隙性脑梗死的复发率为 10%~18%;腔隙性脑梗死,特别是多发性腔隙性脑梗死半年后约有 23%的患者发展为血管性痴呆。

(二)预防

控制高血压、防治糖尿病和 TIA 是预防腔隙性脑梗死发生和复发的关键。

(1)积极处理危险因素。①血压的调控:长期高血压是腔隙性脑梗死主要的危险因素之一。在降血压药物方面无统一规定应用的药物。选用降血压药物的原则是既要有效和持久的降低血压,又不至于影响重要器官的血流量。可选用钙通道阻滞剂,如硝苯地平缓释片,每次 20 mg,每天 2 次,口服;或尼莫地平,每次 30 mg,每天 1 次,口服。也可选用血管紧张素转化酶抑制剂(ACEI),如卡托普利,每次 12.5~25 mg,每天 3 次,口服;或贝拉普利,每次 5~10 mg,每天 1 次,口服。②调控血糖:糖尿病也是腔隙性脑梗死主要的危险因素之一。要积极控制血糖,注意饮食与休息。③调控高血脂:可选用辛伐他汀,每次 10~20 mg,每天 1 次,口服;或洛伐他汀,每次 20~40 mg,每天 1~2 次,口服。④积极防治心脏病:要减轻心脏负荷,避免或慎用增加心脏负荷的药物,注意补液速度及补液量;对有心肌缺血、心肌梗死者应在心血管内科医师的协助下进行药物治疗。

(2)可以较长时期应用抗血小板聚集药物,如阿司匹林、氯吡格雷和中药活血化瘀药物。

(3)生活规律,心情舒畅,饮食清淡,适宜的体育锻炼。

第三节 血栓形成性脑梗死

血栓形成性脑梗死主要是脑动脉主干或皮质支动脉粥样硬化导致血管增厚、管腔狭窄闭塞和血栓形成;还可见于动脉血管内膜炎症、先天性血管畸形、真性红细胞增多症及血液高凝状态、血流动力学异常等,均可致血栓形成,引起脑局部血流减少或供血中断,脑组织缺血、缺氧导致软化坏死,出现局灶性神经系统症状和体征,如偏瘫、偏身感觉障碍和偏盲等。大面积脑梗死还有颅内高压症状,严重者可发生昏迷和脑疝。约90%的血栓形成性脑梗死是在动脉粥样硬化的基础上发生的,因此称动脉粥样硬化性血栓形成性脑梗死。

脑梗死的发病率约为110/10万,占全部脑卒中的60%～80%;其中血栓形成性脑梗死占脑梗死的60%～80%。

一、病因与发病机制

(一)病因

1.动脉壁病变

血栓形成性脑梗死最常见的病因为动脉粥样硬化,常伴高血压,与动脉粥样硬化互为因果。其次为各种原因引起的动脉炎、血管异常(如夹层动脉瘤、先天性动脉瘤)等。

2.血液成分异常

血液黏度增高,以及真性红细胞增多症、血小板增多症、高脂血症等,都可使血液黏度增高,血液淤滞,引起血栓形成。如果没有血管壁的病变为基础,不会发生血栓。

3.血流动力学异常

在动脉粥样硬化的基础上,当血压下降、血流缓慢、脱水、严重心律失常及心功能不全时,可导致灌注压下降,有利于血栓形成。

(二)发病机制

主要是动脉内膜深层的脂肪变性和胆固醇沉积,形成粥样硬化斑块及各种继发病变,使管腔狭窄甚至阻塞。病变逐渐发展,则内膜分裂,内膜下出血和形成内膜溃疡。内膜溃疡易发生血栓形成,使管腔进一步狭窄或闭塞。由于动脉粥样硬化好发于大动脉的分叉处及拐弯处,故脑血栓的好发部位为大脑中动脉、颈内动脉的虹吸部及起始部、椎动脉及基底动脉的中下段等。由于脑动脉有丰富的侧支循环,管腔狭窄需达到80%以上才会影响脑血流量。逐渐发生的动脉硬化斑块一般不会出现症状,当内膜损伤破裂形成溃疡后,血小板及纤维素等血中有形成分黏附、聚集、沉着形成血栓。当血压下降、血流缓慢、脱水等血液黏度增加,致供血减少或促进血栓形成的情况下,即出现急性缺血症状。

病理生理学研究发现,脑的耗氧量约为总耗氧量的20%,故脑组织缺血缺氧是以血栓形成性脑梗死为代表的缺血性脑血管疾病的核心发病机制。脑组织缺血缺氧将会引起神经细胞肿胀、变性、坏死、凋亡,以及胶质细胞肿胀、增生等一系列继发反应。脑血流阻断1分钟后神经元活动停止,缺血缺氧4分钟即可造成神经元死亡。脑缺血的程度不同而神经元损伤的程度也不同。脑神经元损伤导致局部脑组织及其功能的损害。缺血性脑血管疾病的发病是多方面而且相当复杂的过程,脑缺血损害也是一个渐进的过程,神经功能障碍随缺血时间的延长而加重。目前的研究发现氧自由基的形成、钙离子超载、一氧化氮(NO)和一氧化氮合成酶的作用、兴奋性氨基酸毒性作用、炎症细胞因子损害、凋亡调控基因的激活、缺血半暗带功能障碍等方面参与了其发生机制。这些机制作用于多种生理、病理过程的不同环节,对脑功能演变和细胞凋亡给予调节,同时也受到多种基因的调节和制约,构成一种复杂的相互调节与制约的网络关系。

1.氧自由基损伤

脑缺血时氧供应下降和ATP减少,导致过氧化氢、羟自由基及起主要作用的过氧化物等氧自由基的过度产生和超氧化物歧化酶等清除自由基的动态平衡状态遭到破坏,攻击膜结构和DNA,破坏内皮细胞膜,使离子转运、生物能的产生和细胞器的功能发生一系列病理生理改变,导致神经细胞、胶质细胞和血管内皮细胞损伤,增加血-脑屏障通透性。自由基损伤可加重脑缺血后的神经细胞损伤。

2.钙离子超载

研究认为,Ca^{2+}超载及其一系列有害代谢反应是导致神经细胞死亡的最后共同通路。细胞内Ca^{2+}超载有多种原因:①在蛋白激酶C等的作用下,兴奋性氨基酸(EAA)、内皮素和NO等物质释放增加,导致受体依赖性钙离子通道开放使大量Ca^{2+}内流。②细胞内Ca^{2+}浓度升高可激活磷脂酶、三磷酸酯醇等物质,使细胞内储存的Ca^{2+}释放,导致Ca^{2+}超载。③ATP合成减少,Na^+,K^+-ATP酶功能降低而不能维持正常的离子梯度,大量Na^+内流和K^+外流,细胞膜电位下降产生去极化,导致电压依赖性钙离子通道开放,大量 Ca^{2+} 内流。④自由基使细胞膜发生脂质过氧化反应,细胞膜通透性发生改变和离子运转,引起 Ca^{2+} 内流使神经细胞内 Ca^{2+} 浓度异常升高。⑤多巴胺、5-羟色胺和乙酰胆碱等水平升高,使 Ca^{2+} 内流和胞内 Ca^{2+} 释放。Ca^{2+} 内流进一步干扰了线粒体氧化磷酸化过程,且大量激活钙依赖性酶类,如磷脂酶、核酸酶及蛋白酶,以及自由基形成、能量耗竭等一系列生化反应,最终导致细胞死亡。

3.一氧化氮(NO)和一氧化氮合成酶的作用

有研究发现,NO 作为生物体内重要的信使分子和效应分子,具有神经毒性和脑保护双重作用,即低浓度 NO 通过激活鸟苷酸环化酶使环鸟苷酸(cGMP)水平升高,扩张血管,抑制血小板聚集、白细胞-内皮细胞的聚集和黏附,阻断 NMDA 受体,减弱其介导的神经毒性作用起保护作用;而高浓度 NO 与超氧自由基作用形成过氧亚硝酸盐或者氧化产生亚硝酸阴离子,加强脂质过氧化,使 ATP 酶活性降低,细胞蛋白质损伤,且能使各种含铁硫的酶失活,从而阻断 DNA 复制及靶细胞内的能量合成和能量衰竭,亦可通过抑制线粒体呼吸功能实现其毒性作用而加重缺血脑组织的损害。

4.兴奋性氨基酸毒性作用

兴奋性氨基酸(EAA)是广泛存在于哺乳动物中枢神经系统的正常兴奋性神经递质,参与传递兴奋性信息,同时又是一种神经毒素,以谷氨酸(Glu)和天冬氨酸(Asp)为代表。脑缺血使物质转化(尤其是氧和葡萄糖)发生障碍,使维持离子梯度所必需的能量衰竭和生成障碍。因为能量缺乏,膜电位消失,细胞外液中谷氨酸异常增高导致神经元、血管内皮细胞和神经胶质细胞持续去极化,并有谷氨酸从突触前神经末梢释放。胶质细胞和神经元对神经递质的再摄取一般均需耗能,神经末梢释放的谷氨酸发生转运和再摄取障碍,导致细胞间隙 EAA 异常堆积,产生神经毒性作用。EAA 毒性可以直接导致急性细胞死亡,也可通过其他途径导致细胞凋亡。

5.炎症细胞因子损害

脑缺血后炎症级联反应是一种缺血区内各种细胞相互作用的动态过程,是造成脑缺血后的第 2 次损伤。在脑缺血后,由于缺氧及自由基增加等因素均可通过诱导相关转录因子合成,淋巴细胞、内皮细胞、多形核白细胞和巨噬细胞、小胶质细胞及星形胶质细胞等一些具有免疫活性的细胞均能产生细胞因子,如肿瘤坏死因子(TNF-α)、血小板活化因子(PAF)、白细胞介素(IL)系列、转化生长因子(TGF)-β_1 等,细胞因子对白细胞又有趋化作用,诱导内皮细胞表达细胞间黏附分子(ICAM-1)、P-选择素等黏附分子,白细胞通过其毒性产物、巨噬细胞作用和免疫反应加重缺血性损伤。

6. 凋亡调控基因的激活

细胞凋亡是由体内外某种信号触发细胞内预存的死亡程序而导致的以细胞DNA早期降解为特征的主动性自杀过程。细胞凋亡在形态学和生化特征上表现为细胞皱缩,细胞核染色质浓缩,DNA片段化,而细胞的膜结构和细胞器仍完整。脑缺血后,神经元生存的内外环境均发生变化,多种因素如过量的谷氨酸受体的激活、氧自由基释放和细胞内 Ca^{2+} 超载等,通过激活与调控凋亡相关基因、启动细胞死亡信号转导通路,最终导致细胞凋亡。缺血性脑损伤所致的细胞凋亡可分3个阶段:信号传递阶段、中央调控阶段和结构改变阶段。

7. 缺血半暗带功能障碍

缺血半暗带(IP)是无灌注的中心(坏死区)和正常组织间的移行区。IP是不完全梗死,其组织结构存在,但有选择性神经元损伤。围绕脑梗死中心的缺血性脑组织的电活动中止,但保持正常的离子平衡和结构上的完整。假如再适当增加局部脑血流量,至少在急性阶段突触传递能完全恢复,即 IP 内缺血性脑组织的功能是可以恢复的。缺血半暗带是兴奋性细胞毒性、梗死周围去极化、炎症反应、细胞凋亡起作用的地方,使该区迅速发展成梗死灶。缺血半暗带的最初损害表现为功能障碍,有独特的代谢紊乱。主要表现在葡萄糖代谢和脑氧代谢这两方面:①当血流速度下降时,蛋白质合成抑制,启动无氧糖酵解、神经递质释放和能量代谢紊乱。②急性脑缺血缺氧时,神经元和神经胶质细胞由于能量缺乏、K^+ 释放和谷氨酸在细胞外积聚而去极化,缺血中心区的细胞只去极化而不复极;而缺血半暗带的细胞以能量消耗为代价可复极,如果细胞外的 K^+ 和谷氨酸增加,这些细胞也只去极化,随着去极化细胞数量的增大,梗死灶范围也不断扩大。

尽管对缺血性脑血管疾病一直进行着研究,但对其病理生理机制尚不够深入,希望随着对缺血性脑损伤治疗的研究进展,其发病机制也随之更深入地阐明,从而更好地为临床和理论研究服务。

二、病理

动脉闭塞6小时以内脑组织改变尚不明显,属可逆性,8~48小时缺血最重的中心部位发生软化,并出现脑组织肿胀、变软,灰白质界限不清。如病变范围扩大、脑组织高度肿胀时,可向对侧移位,甚至形成脑疝。镜下见组织结构不清,神经细胞及胶质细胞坏死,毛细血管轻度扩张,周围可见液体和红细胞渗出,此期为坏死期。动脉阻塞2～3天后,特别是7～14天,脑组织开始液化,脑组织水肿明显,病变区明显变软,神经细胞消失,吞噬细胞大量出现,星形胶质细胞增生,此期为软化期。3～4周后液化的坏死组织被吞噬和移走,胶质增生,小病灶形成胶质瘢痕,大病灶形成中风囊,此期称恢复期,可持续数月至1～2年。上述病理改变称白色梗死。少数梗死区,由于血管丰富,于再灌流时可继发出血,呈现出血性梗死或称红色梗死。

三、临床表现

(一)症状与体征

多在50岁以后发病,常伴有高血压;多在睡眠中发病,醒来才发现肢体偏瘫。部分患者先有头昏、头痛、眩晕、肢体麻木、无力等短暂性脑缺血发作的前驱症状,多数经数小时甚至1～2天症状达高峰,通常意识清楚,但大面积脑梗死或基底动脉闭塞可有意识障碍,甚至发生脑疝等危重症状。神经系统定位体征视脑血管闭塞的部位及梗死的范围而定。

(二)临床分型

有的根据病情程度分型,如完全性缺血性中风,指起病6小时内病情即达高峰,一般较重,可有意识障碍。还有的根据病程进展分型,如进展型缺血性中风,则指局限性脑缺血逐渐进展,数天内呈阶梯式加重。

1.按病程和病情分型

(1)进展型:局限性脑缺血症状逐渐加重,呈阶梯式加重,可持续6小时至数天。

(2)缓慢进展型:在起病后1～2周症状仍逐渐加重,血栓逐渐发展,脑缺血和脑水肿的范围继续扩大,症状由轻变重,直到出现对侧偏瘫、意识障碍,甚至发生脑疝,类似颅内肿瘤,又称类脑瘤型。

(3)大块梗死型:如颈内动脉或大脑中动脉主干等较大动脉的急性脑血栓形成,往往症状出现快,伴有明显脑水肿、颅内压增高,患者头痛、呕吐、病灶对侧偏瘫,常伴意识障碍,很快进入昏迷,有时发生脑疝,类似脑出血,又称类脑出血型。

(4)可逆性缺血性神经功能缺损(reversible ischemic neurologic deficit,RIND):此型患者症状、体征持续超过24小时,但在2～3周内完全恢复,不留后遗症。病灶多数发生于大脑半球半卵圆中心,可能由于该区尤其是非优势半球侧侧支循环迅速而充分地代偿,缺血尚未导致不可逆的神经细胞损害,也可能是一种较轻的梗死。

2.OCSP 分型

即英国牛津郡社区脑卒中研究规划（Oxfordshire Community Stroke Project,OCSP)的分型。

(1)完全前循环梗死(TACI):表现为三联征,即完全大脑中动脉(MCA)综合征的表现。①大脑高级神经活动障碍(意识障碍、失语、失算、空间定向力障碍等);②同向偏盲;③对侧 3 个部位(面、上肢和下肢)较严重的运动和/或感觉障碍。多为 MCA 近端主干,少数为颈内动脉虹吸段闭塞引起的大面积脑梗死。

(2)部分前循环梗死(PACI):有以上三联征中的两个,或只有高级神经活动障碍,或感觉运动缺损较 TACI 局限。提示是 MCA 远端主干、各级分支或 ACA 及分支闭塞引起的中、小梗死。

(3)后循环梗死(POCI):表现为各种不同程度的椎-基底动脉综合征——可表现为同侧脑神经瘫痪及对侧感觉运动障碍;双侧感觉运动障碍;双眼协同活动及小脑功能障碍,无长束征或视野缺损等。为椎-基底动脉及分支闭塞引起的大小不等的脑干、小脑梗死。

(4)腔隙性梗死(LACI):表现为腔隙综合征,如纯运动性偏瘫、纯感觉性脑卒中、共济失调性轻偏瘫、手笨拙-构音不良综合征等。大多是基底节或脑桥小穿支病变引起的小腔隙灶。

OCSP 分型方法简便,更加符合临床实际的需要,临床医师不必依赖影像或病理结果即可对急性脑梗死迅速分出亚型,并作出有针对性的处理。

(三)临床综合征

1.颈内动脉闭塞综合征

指颈内动脉血栓形成,主干闭塞。病史中可有头痛、头晕、晕厥、半身感觉异常或轻偏瘫;病变对侧有偏瘫、偏身感觉障碍和偏盲;可有精神症状,严重时有意识障碍;病变侧有视力减退,有的还有视神经乳头萎缩;病灶侧有 Horner 综合征;病灶侧颈动脉搏动减弱或消失;优势半球受累可有失语,非优势半球受累可出现体象障碍。

2.大脑中动脉闭塞综合征

指大脑中动脉血栓形成,大脑中动脉主干闭塞,引起病灶对侧偏瘫、偏身感觉障碍和偏盲,优势半球受累还有失语。累及非优势半球可有失用、失认和体象障碍等顶叶症状。病灶广泛,可引起脑肿胀,甚至死亡。

(1)皮质支闭塞:引起病灶对侧偏瘫、偏身感觉障碍,面部及上肢重于下肢,优势半球病变有运动性失语,非优势半球病变有体象障碍。

(2)深穿支闭塞:出现对侧偏瘫和偏身感觉障碍,优势半球病变可出现运动性失语。

3.大脑前动脉闭塞综合征

指大脑前动脉血栓形成,大脑前动脉主干闭塞。在前交通动脉以前发生阻塞时,因为病损脑组织可通过对侧前交通动脉得到血供,故不出现临床症状;在前交通动脉分出之后阻塞时,可出现对侧中枢性偏瘫,以面瘫和下肢瘫为重,可伴轻微偏身感觉障碍;并可有排尿障碍(旁中央小叶受损);精神障碍(额极与胼胝体受损);强握及吸吮反射(额叶受损)等。

(1)皮质支闭塞:引起对侧下肢运动及感觉障碍;轻微共济运动障碍;排尿障碍和精神障碍。

(2)深穿支闭塞:引起对侧中枢性面、舌及上肢瘫。

4.大脑后动脉闭塞综合征

指大脑后动脉血栓形成。约70%的患者两条大脑后动脉来自基底动脉,并有后交通动脉与颈内动脉联系交通。有20%～25%的人一条大脑后动脉来自基底动脉,另一条来自颈内动脉;其余的人中,两条大脑后动脉均来自颈内动脉。

大脑后动脉供应颞叶的后部和基底面、枕叶的内侧及基底面,并发出丘脑膝状体及丘脑穿动脉供应丘脑血液。

(1)主干闭塞:引起对侧同向性偏盲,上部视野受损较重,黄斑回避(黄斑视觉皮质代表区为大脑中、后动脉双重血液供应,故黄斑视力不受累)。

(2)中脑水平大脑后动脉起始处闭塞:可见垂直性凝视麻痹、动眼神经麻痹、眼球垂直性歪扭斜视。

(3)双侧大脑后动脉闭塞:有皮质盲、记忆障碍(累及颞叶)、不能识别熟悉面孔(面容失认症)、幻视和行为综合征。

(4)深穿支闭塞:丘脑穿动脉闭塞则引起红核丘脑综合征,病侧有小脑性共济失调,意向性震颤。舞蹈样不自主运动和对侧感觉障碍。丘脑膝状体动脉闭塞则引起丘脑综合征,病变对侧偏身感觉障碍(深感觉障碍较浅感觉障碍为重),病变对侧偏身自发性疼痛。轻偏瘫,共济失调和舞蹈-手足徐动症。

5.椎-基底动脉闭塞综合征

指椎-基底动脉血栓形成。椎-基底动脉实为一连续的脑血管干并有着共同的神经支配,无论是结构、功能还是临床病症的表现,两侧互为影响,实难予以完全分开,故常总称为"椎-基底动脉系疾病"。

(1)基底动脉主干闭塞综合征:指基底动脉主干血栓形成。发病虽然不如脑桥出血那么急,但病情常迅速恶化,出现眩晕、呕吐、四肢瘫痪、共济失调、昏迷和高热等。大多数在短期内死亡。

(2)双侧脑桥正中动脉闭塞综合征:指双侧脑桥正中动脉血栓形成,为典型的闭锁综合征,表现为四肢瘫痪、假性延髓性麻痹、双侧周围性面瘫、双眼球外展麻痹、两侧的侧视中枢麻痹。但患者意识清楚,视力、听力和眼球垂直运动正常,所以,患者通过听觉、视觉和眼球上下运动表示意识和交流。

(3)基底动脉尖综合征:基底动脉尖分出两对动脉——小脑上动脉和大脑后动脉,分支供应中脑、丘脑、小脑上部、颞叶内侧及枕叶。血栓性闭塞多发生于基底动脉中部,栓塞性病变通常发生在基底动脉尖。栓塞性病变导致眼球运动及瞳孔异常,表现为单侧或双侧动眼神经部分或完全麻痹、眼球上视不能(上丘受累)、光反射迟钝而调节反射存在(顶盖前区病损)、一过性或持续性意识障碍(中脑或丘脑网状激活系统受累)、对侧偏盲或皮质盲(枕叶受累)、严重记忆障碍(颞叶内侧受累)。如果是中老年人突发意识障碍又较快恢复,有瞳孔改变、动眼神经麻痹、垂直注视障碍、无明显肢体瘫痪和感觉障碍应想到该综合征的可能。如果还有皮质盲或偏盲、严重记忆障碍更支持本综合征的诊断,需做头部 CT 或MRI 检查,若发现有双侧丘脑、枕叶、颞叶和中脑病灶则可确诊。

(4)中脑穿动脉综合征:指中脑穿动脉血栓形成,亦称 Weber 综合征,病变位于大脑脚底,损害锥体束及动眼神经,引起病灶侧动眼神经麻痹和对侧中枢性偏瘫。中脑穿动脉闭塞还可引起 Benedikt 综合征,累及动眼神经髓内纤维及黑质,引起病灶侧动眼神经麻痹及对侧锥体外系症状。

(5)脑桥支闭塞综合征:指脑桥支血栓形成引起的 Millard-Gubler 综合征,病变位于脑桥的腹外侧部,累及展神经核、面神经核及锥体束,引起病灶侧眼球外直肌麻痹、周围性面神经麻痹和对侧中枢性偏瘫。

(6)内听动脉闭塞综合征:指内听动脉血栓形成(内耳卒中)。内耳的内听动脉有两个分支,较大的耳蜗动脉供应耳蜗及前庭迷路下部;较小的耳蜗动脉供应前庭迷路上部,包括水平半规管及椭圆囊斑。由于口径较小的前庭动脉缺乏侧支循环,以致前庭迷路上部对缺血选择性敏感,故迷路缺血常出现严重眩晕、恶心呕吐。若耳蜗支同时受累则有耳鸣、耳聋。耳蜗支单独梗死则会突发耳聋。

(7)小脑后下动脉闭塞综合征:指小脑后下动脉血栓形成,也称 Wallenberg综合征。表现为急性起病的头晕、眩晕、呕吐(前庭神经核受损)、交叉性感觉障碍,即病侧面部感觉减退、对侧肢体痛觉、温度觉障碍(病侧三叉神经脊束核及对侧交叉的脊髓丘脑束受损),同侧 Horner 综合征(下行交感神经纤维受损),同侧小脑性共济失调(绳状体或小脑受损),声音嘶哑、吞咽困难(疑核受损)。小脑后下动脉常有解剖变异,常见不典型临床表现。

四、辅助检查

(一)影像学检查

1.胸部 X 线检查

了解心脏情况及肺部有无感染和肿瘤等。

2.CT 检查

不仅可确定梗死的部位及范围,而且可明确是单发还是多发。在缺血性脑梗死发病 12~24 小时内,CT 常没有明显的阳性表现。梗死灶最初表现为不规则的稍低密度区,病变与血管分布区一致。常累及基底节区,如为多发灶,亦可连成一片。病灶大、水肿明显时可有占位效应。在发病后 2~5 天,病灶边界清晰,呈楔形或扇形等。1~2 周,水肿消失,边界更清,密度更低。发病第 2 周,可出现梗死灶边界不清楚,边缘出现等密度或稍低密度,即模糊效应;在增强扫描后往往呈脑回样增强,有助于诊断。4~5 周,部分小病灶可消失,而大片状梗死灶密度进一步降低和囊变,后者 CT 值接近脑脊液。

在基底节和内囊等处的小梗死灶(一般在 15 mm 以内)称为腔隙性脑梗死,病灶亦可发生在脑室旁深部白质、丘脑及脑干。

在 CT 排除脑出血并证实为脑梗死后,CT 血管成像(CTA)对探测颈动脉及其各主干分支的狭窄准确性较高。

3.MRI 检查

对病灶较 CT 敏感性、准确性更高的一种检测方法,其无辐射、无骨伪迹、更易早期发现小脑、脑干等部位的梗死灶,并于脑梗死后 6 小时左右便可检测到由于细胞毒性水肿造成 T_1 和 T_2 加权延长引起的 MRI 信号变化。近年除常规应用 SE 法的 T_1 和 T_2 加权以影像对比度原理诊断外,更需采用功能性磁共振成像,如弥散成像(DWI)和表观弥散系数(apparent diffusion coefficient,ADC)、液体衰减反转恢复序列(FLAIR)等进行水平位和冠状位检查,往往在脑缺血发生后 1~1.5 小时便可发现脑组织水含量增加引起的 MRI 信号变化,并随即可行磁共振血管成像(MRA)、CT 血管成像(CTA)或数字减影血管造影(DSA)以了解梗死血管部位,为超早期施行动脉内介入溶栓治疗创造条件,有时还可发现血管畸形等非动脉硬化性血管病变。

(1)超早期:脑梗死临床发病后 1 小时内,DWI 便可描出高信号梗死灶,ADC 序列显示暗区。实际上 DWI 显示的高信号灶仅是血流低下引起的缺血灶。随着缺血的进一步发展,DWI 从高信号渐转为等信号或低信号,病灶范围渐增大;PWI、FLAIR 及 T_2WI 均显示高信号病灶区。值得注意的是,DWI 对超早期脑干缺血性病灶,在水平位不易发现,而往往在冠状位可清楚显示。

(2)急性期:血-脑屏障尚未明显破坏,缺血区有大量水分子聚集,T_1WI 和 T_2WI 明显延长,T_1WI 呈低信号,T_2WI 呈高信号。

(3)亚急性期及慢性期:由于正血红铁蛋白游离,T_1WI 呈边界清楚的低信号,T_2WI 和 FLAIR 均呈高信号;迨至病灶区水肿消除,坏死组织逐渐产生,囊性区形成,乃至脑组织萎缩,FLAIR 呈低信号或低信号与高信号混杂区,中线结构移向病侧。

(二)脑脊液检查

脑梗死患者脑脊液检查一般正常,大块梗死型患者可有压力增高和蛋白含量增高;出血性梗死时可见红细胞。

(三)经颅多普勒超声

TCD 是诊断颅内动脉狭窄和闭塞的手段之一,对脑底动脉严重狭窄(>65%)的检测有肯定的价值。局部脑血流速度改变与频谱图形异常是脑血管狭窄最基本的 TCD 改变。三维 B 超检查可协助发现颈内动脉粥样硬化斑块的大小和厚度,有没有管腔狭窄及严重程度。

(四)心电图检查

进一步了解心脏情况。

(五)血液学检查

1.血常规、血沉、抗"O"和凝血功能检查

了解有无感染征象、活动风湿和凝血功能情况。

2.血糖

了解有无糖尿病。

3.血清脂质

主要包括总胆固醇和甘油三酯(甘油三酯)有无增高。

4.脂蛋白

低密度脂蛋白胆固醇(LDL-C)由极低密度脂蛋白胆固醇(VLDL-C)转化而来。通常情况下,LDL-C 从血浆中清除,其所含胆固醇酯由脂肪酸水解,当体内

LDL-C 显著升高时,LDL-C 附着到动脉的内皮细胞与 LDL 受体结合,而易被巨噬细胞摄取,沉积在动脉内膜上形成动脉硬化。有一组报道正常人组 LDL-C (2.051 ± 0.853)mmol/L,脑梗死患者组为(3.432 ± 1.042)mol/L。

5.载脂蛋白 B

载脂蛋白 B(ApoB)是血浆低密度脂蛋白(LDL)和极低密度脂蛋白(VLDL)的主要载脂蛋白,其含量能精确反映出 LDL 的水平,与动脉粥样硬化(AS)的发生关系密切。在 AS 的硬化斑块中,胆固醇并不是孤立地沉积于动脉壁上,而是以 LDL 整个颗粒形成沉积物;ApoB 能促进沉积物与氨基多糖结合成复合物,沉积于动脉内膜上,从而加速 AS 形成。对总胆固醇(TC)、LDL-C 均正常的脑血栓形成患者,ApoB 仍然表现出较好的差别性。

ApoA-I 的主要生物学作用是激活卵磷脂胆固醇转移酶,此酶在血浆胆固醇(Ch)酯化和 HDL 成熟(即 HDL→HDL$_2$→HDL$_3$)过程中起着极为重要的作用。ApoA-I 与 HDL$_2$ 可逆结合以完成 Ch 从外周组织转移到肝脏。因此,ApoA-I 显著下降时,可形成 AS。

6.血小板聚集功能

近些年来的研究提示血小板聚集功能亢进参与体内多种病理反应过程,尤其是对缺血性脑血管疾病的发生、发展和转归起重要作用。血小板最大聚集率(PMA)、解聚型出现率(PDC)和双相曲线型出现率(PBC),发现缺血型脑血管疾病 PMA 显著高于对照组,PDC 明显低于对照组。

7.血栓烷 A$_2$ 和前列环素

许多文献强调花生四烯酸(AA)的代谢产物在影响脑血液循环中起着重要作用,其中血栓烷 A$_2$(TXA$_2$)和前列环素(PGI$_2$)的平衡更引人注目。脑组织细胞和血小板等质膜有丰富的不饱和脂肪酸,脑缺氧时,磷脂酶 A$_2$ 被激活,分解膜磷脂使 AA 释放增加。后者在环氧化酶的作用下血小板和血管内皮细胞分别生成 TXA$_2$ 和 PGI$_2$。TXA$_2$ 和 PGI$_2$ 水平改变在缺血性脑血管疾病的发生上是原发还是继发的问题,目前还不清楚。TXA$_2$ 大量产生,PGI$_2$ 的生成受到抑制,使正常情况下 TXA$_2$ 与 PGI$_2$ 之间的动态平衡受到破坏。TXA$_2$ 强烈的缩血管和促进血小板聚集作用因失去对抗而占优势,对于缺血性低灌流的发生起着重要作用。

8.血液流变学

缺血性脑血管疾病全血黏度、血浆比黏度、血细胞比容升高,血小板电泳和红细胞电泳时间延长。通过对脑血管疾病进行 133 例脑血流(CBF)测定,并将黏度相关的几个变量因素与 CBF 做了统计学处理,发现全部患者的 CBF 均低于正常,证实了血液黏度因素与 CBF 的关系。有学者把血液流变学各项异常作为脑梗死的危险因素之一。

红细胞表面带有负电荷,其所带电荷越少,电泳速度就越慢。有一组报道显示脑梗死组红细胞电泳速度明显慢于正常对照组,说明急性脑梗死患者红细胞表面电荷减少,聚集性强,可能与动脉硬化性脑梗死的发病有关。

五、诊断与鉴别诊断

(一)诊断

(1)血栓形成性脑梗死为中年以后发病。

(2)常伴有高血压。

(3)部分患者发病前有 TIA 史。

(4)常在安静休息时发病,醒后发现症状。

(5)症状、体征可归为某一动脉供血区的脑功能受损,如病灶对侧偏瘫、偏身感觉障碍和偏盲,优势半球病变还有语言功能障碍。

(6)多无明显头痛、呕吐和意识障碍。

(7)大面积脑梗死有颅内高压症状,头痛、呕吐或昏迷,严重时发生脑疝。

(8)脑脊液检查多属正常。

(9)发病 12~48 小时后 CT 出现低密度灶。

(10)MRI 检查可更早发现梗死灶。

(二)鉴别诊断

1.脑出血

血栓形成性脑梗死和脑出血均为中老年人多见的急性起病的脑血管疾病,必须进行CT/MRI检查予以鉴别。

2.脑栓塞

血栓形成性脑梗死和脑栓塞同属脑梗死范畴,且均为急性起病,后者多有心脏病病史,或有其他肢体栓塞史,心电图检查可发现心房颤动等,以供鉴别诊断。

3.颅内占位性病变

少数颅内肿瘤、慢性硬膜下血肿和脑脓肿患者可以突然发病,表现局灶性神经功能缺失症状,而易与脑梗死相混淆。但颅内占位性病变常有颅内高压症状和逐渐加重的临床经过,颅脑 CT 对鉴别诊断有确切的价值。

4.脑寄生虫病

如脑囊虫病、脑型血吸虫病,也可在癫痫发作后,急性起病偏瘫。寄生虫的有关免疫学检查和神经影像学检查可帮助鉴别。

六、治疗

《欧洲脑卒中组织(ESO)缺血性脑卒中和短暂性脑缺血发作处理指南》[欧洲脑卒中促进会(EUSI),2008 年]推荐所有急性缺血性脑卒中患者都应在卒中单元内接受以下治疗。

(一)溶栓治疗

理想的治疗方法是在缺血组织出现坏死之前,尽早清除栓子,早期使闭塞脑血管再开通和缺血区的供血重建,以减轻神经组织的损害,正因为如此,溶栓治疗脑梗死一直引起人们的广泛关注。国外早在1958 年即有溶栓治疗脑梗死的报道,由于有脑出血等并发症,益处不大,溶栓疗法一度停止使用。近年来,由于溶栓治疗急性心肌梗死的患者取得了很大的成功,大大减少了心肌梗死的范围,病死率下降20%～50%。溶栓治疗脑梗死又受到了很大的鼓舞。再者,CT 扫描能及时排除颅内出血,可在早期或超早期进行溶栓治疗,因而提高了疗效和减少脑出血等并发症。

1.病例选择

(1)临床诊断符合急性脑梗死。

(2)头颅 CT 扫描排除颅内出血和大面积脑梗死。

(3)治疗前收缩压不宜＞24.0 kPa(180 mmHg),舒张压不宜＞14.7 kPa(110 mmHg)。

(4)无出血素质或出血性疾病。

(5)年龄＞18 岁及＜80 岁。

(6)溶栓最佳时机为发病后 6 小时内,特别是在 3 小时内。

(7)获得患者家属的书面知情同意。

2.禁忌证

(1)病史和体检符合蛛网膜下腔出血。

(2)CT 扫描有颅内出血、肿瘤、动静脉畸形或动脉瘤。

(3)两次降压治疗后血压仍＞24.0/14.7 kPa(180/110 mmHg)。

(4)过去 30 天内有手术史或外伤史,3 个月内有脑外伤史。

(5)病史有血液疾病、出血素质、凝血功能障碍或使用抗凝药物史,凝血酶原时间(PT)>15秒,部分凝血活酶时间(APTT)>40秒,国际标准化比值(INR)>1.4,血小板计数<100×10^9/L。

(6)脑卒中发病时有癫痫发作的患者。

3.治疗时间窗

前循环脑卒中的治疗时间窗一般认为在发病后6小时内(使用阿替普酶为3小时内),后循环闭塞时的治疗时间窗适当放宽到12小时。这一方面是因为脑干对缺血耐受性更强,另一方面是由于后循环闭塞后预后较差,更积极的治疗有可能挽救患者的生命。许多研究者尝试放宽治疗时限,有认为脑梗死12~24小时内早期溶栓治疗有可能对少部分患者有效。但美国脑卒中协会(ASA)和欧洲脑卒中促进会(EUSI)都赞同认真选择在缺血性脑卒中发作后3小时内早期恢复缺血脑的血流灌注,才可获得良好的转归。两个指南也讨论了超过治疗时间窗溶栓的效果,EUSI的结论是目前仅能作为临床试验的组成部分。对于不能可靠地确定脑卒中发病时间的患者,包括睡眠觉醒时发现脑卒中发病的病例,两个指南均不推荐进行静脉溶栓治疗。

4.溶栓药物

(1)尿激酶:是从健康人新鲜尿液中提取分离,然后再进行高度精制而得到的蛋白质,没有抗原性,不引起变态反应。其溶栓特点为不仅溶解血栓表面,而且深入栓子内部,但对陈旧性血栓则难起作用。尿激酶是非特异性溶栓药,与纤维蛋白的亲和力差,常易引起出血并发症。尿激酶的剂量和疗程目前尚无统一标准,剂量波动范围也大。

静脉滴注法:尿激酶每次100万~150万U溶于0.9%氯化钠注射液500~1 000 mL,静脉滴注,仅用1次。另外,还可每次尿激酶20万~50万U溶于0.9%氯化钠注射液500 mL中静脉滴注,每天1次,可连用7~10天。

动脉滴注法:选择性动脉给药有两种途径。一是超选择性脑动脉注射法,即经股动脉或肘动脉穿刺后,先进行脑血管造影,明确血栓所在的部位,再将导管插至颈动脉或椎-基底动脉的分支,直接将药物注入血栓所在的动脉或直接注入血栓处,达到较准确的选择性溶栓作用。在注入溶栓药后,还可立即再进行血管造影了解溶栓的效果。二是采用颈动脉注射法,常规颈动脉穿刺后,将溶栓药注入发生血栓的颈动脉,起到溶栓的效果。动脉溶栓尿激酶的剂量一般是10万~30万U,有学者报道药物剂量还可适当加大。但急性脑梗死取得疗效的关键是掌握最佳的治疗时间窗,才会取得更好的效果,治疗时间窗比给药途径更重要。

(2)阿替普酶(rt-PA):rt-PA是第一种获得美国食品和药品监督管理局批准

的溶栓药,特异性作用于纤溶酶原,激活血块上的纤溶酶原,而对血液循环中的纤溶酶原亲和力小。因纤溶酶赖氨酸结合部位已被纤维蛋白占据,血栓表面的 α_2-抗纤溶酶作用很弱,但血中的纤溶酶赖氨酸结合部位未被占据,故可被 α_2-抗纤溶酶很快灭活。因此,rt-PA 优点为局部溶栓,很少产生全身抗凝、纤溶状态,而且无抗原性。但 rt-PA 半衰期短(3～5 分钟),而且血液循环中纤维蛋白原激活抑制物的活性高于 rt-PA,会有一定的血管再闭塞,故临床溶栓必须用大剂量连续静脉滴注。rt-PA 治疗剂量是 0.85～0.90 mg/kg,总剂量＜90 mg,10％的剂量先予静脉推注,其余 90％的剂量在 24 小时内静脉滴注。

美国(美国脑卒中学会、美国心脏病协会分会,2007)更新的《急性缺血性脑卒中早期治疗指南》指出,早期治疗的策略性选择,发病接诊的当时第一阶段医师能做的就是 3 件事:①评价患者。②诊断、判断缺血的亚型。③分诊、介入、外科或内科,0～3 小时的治疗只有一个就是静脉溶栓,而且推荐使用 rt-PA。

《中国脑血管病防治指南》(卫生健康委员会疾病控制司、中华医学会神经病学分会,2004 年)建议:①对经过严格选择的发病 3 小时内的急性缺血性脑卒中患者,应积极采用静脉溶栓治疗,首选阿替普酶(rt-PA),无条件采用 rt-PA 时,可用尿激酶替代。②发病 3～6 小时的急性缺血性脑卒中患者,可应用静脉尿激酶溶栓治疗,但选择患者应更严格。③对发病 6 小时以内的急性缺血性脑卒中患者,在有经验和有条件的单位,可以考虑进行动脉内溶栓治疗研究。④基底动脉血栓形成的溶栓治疗时间窗和适应证,可以适当放宽。⑤超过时间窗溶栓,不会提高治疗效果,且会增加再灌注损伤和出血并发症,不宜溶栓,恢复期患者应禁用溶栓治疗。

美国《急性缺血性脑卒中早期处理指南》(美国脑卒中学会、美国心脏病协会分会,2007)Ⅰ级建议:MCA 梗死小于 6 小时的严重脑卒中患者,动脉溶栓治疗是可以选择的,或可选择静脉内滴注 rt-PA;治疗要求患者处于一个有经验、能够立刻进行脑血管造影,且提供合格的介入治疗的脑卒中中心。鼓励相关机构界定遴选能进行动脉溶栓的个人标准。Ⅱ级建议:对于具有使用静脉溶栓禁忌证,诸如近期手术的患者,动脉溶栓是合理的。Ⅲ级建议:动脉溶栓的可获得性不应该一般地排除静脉内给 rt-PA。

(二)降纤治疗

降纤治疗可以降解血栓蛋白质,增加纤溶系统的活性,抑制血栓形成或促进血栓溶解。此类药物亦应早期应用,最好是在发病后 6 小时内,但没有溶栓药物严格,特别适应于合并高纤维蛋白原血症者。目前,国内纤溶药物种类很多,现

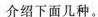

介绍下面几种。

1.巴曲酶

巴曲酶又名东菱克栓酶,能分解纤维蛋白原,抑制血栓形成,促进纤溶酶的生成,而纤溶酶是溶解血栓的重要物质。巴曲酶的剂量和用法:第 1 天 10 BU,第 3 天和第 5 天各为 5～10 BU 稀释于 100～250 mL 0.9％氯化钠注射液中,静脉滴注 1 小时以上。对治疗前纤维蛋白原在 4 g/L 以上和突发性耳聋(内耳卒中)的患者,首次剂量为 15～20 BU,以后隔天 5 BU,疗程 1 周,必要时可增至 3 周。

2.精纯链激酶

精纯链激酶又名注射用降纤酶,是以我国尖吻蝮蛇(又名五步蛇)的蛇毒为原料,经现代生物技术分离、纯化而精制的蛇毒制剂。本品为缬氨酸蛋白水解酶,能直接作用于血中的纤维蛋白 α-链释放出肽 A。此时生成的肽 A 血纤维蛋白体的纤维系统,诱发 t-PA 的释放,增加 t-PA 的活性,促进纤溶酶的生成,使已形成的血栓得以迅速溶解。本品不含出血毒素,因此很少引起出血并发症。剂量和用法:首次 10 U 稀释于 100 mL 0.9％氯化钠注射液中缓慢静脉滴注,第 2 天 10 U,第 3 天 5～10 U。必要时可适当延长疗程,1 次 5～10 U,隔天静脉滴注 1 次。

3.降纤酶

曾用名蝮蛇抗栓酶、精纯蝮蛇抗栓酶和去纤酶。取材于东北白眉蝮蛇蛇毒,是单一成分蛋白水解酶。剂量和用法:急性缺血性脑卒中,首次 10 U 加入 0.9％氯化钠注射液 100～250 mL 中静脉滴注,以后每天或隔天 1 次,连用 2 周。

4.注射用纤溶酶

从蝮蛇蛇毒中提取纤溶酶并制成制剂,其原理是利用抗体最重要的生物学特性——抗体与抗原能特异性结合,即抗体分子只与其相应的抗原发生结合。纤溶酶单克隆抗体纯化技术,就是用纤溶酶抗体与纤溶酶进行特异性结合,从而达到分离纯化纤溶酶,同时去除蛇毒中的出血毒素和神经毒。剂量和用法:对急性脑梗死(发病后 72 小时内)第 1～3 天每次 300 U 加入 5％葡萄糖注射液或 0.9％氯化钠注射液 250 mL 中静脉滴注,第 4～14 天每次 100～300 U。

5.安康乐得

安康乐得是马来西亚一种蝮蛇毒液的提纯物,是一种蛋白水解酶,能迅速有效地降低血纤维蛋白原,并可裂解纤维蛋白肽 A,导致低纤维蛋白血症。剂量和用法:2～5 AU/kg,溶于 250～500 mL 0.9％氯化钠注射液中,6～8 小时静脉滴注完,每天 1 次,连用 7 天。

《中国脑血管病防治指南》建议:①脑梗死早期(特别是 12 小时以内)可选用降纤治疗,高纤维蛋白血症更应积极降纤治疗。②应严格掌握适应证和禁忌证。

(三)抗血小板聚集药

抗血小板聚集药又称血小板功能抑制剂。随着对血栓性疾病发生机制认识的加深,发现血小板在血栓形成中起着重要的作用。近年来,抗血小板聚集药在预防和治疗脑梗死方面越来越引起人们的重视。

抗血小板聚集药主要包括血栓烷 A_2 抑制剂(阿司匹林)、ADP 受体拮抗剂(噻氯匹定、氯吡格雷)、磷酸二酯酶抑制剂(双嘧达莫)、糖蛋白(GP)Ⅱb/Ⅲa 受体拮抗剂和其他抗血小板药物。

1.阿司匹林

阿司匹林是一种强效的血小板聚集抑制剂。阿司匹林抗栓作用的机制,主要是基于对环氧化酶的不可逆性抑制,使血小板内花生四烯酸转化为血栓烷 A_2 (TXA_2)受阻,因为 TXA_2 可使血小板聚集和血管平滑肌收缩。在脑梗死发生后,TXA_2 可增加脑血管阻力、促进脑水肿形成。小剂量阿司匹林,可以最大限度地抑制 TXA_2 和最低限度地影响前列环素(PGI_2),从而达到比较理想的效果。国际脑卒中实验协作组和 CAST 协作组两项非盲法随机干预研究表明,脑卒中发病后 48 小时内应用阿司匹林是安全有效的。

阿司匹林预防和治疗缺血性脑卒中效果的不恒定,可能与用药剂量有关。有些研究者认为每天给75~325 mg最为合适。有学者分别给患者口服阿司匹林每天 50 mg、100 mg、325 mg 和 1 000 mg,进行比较,发现 50 mg/d 即可完全抑制 TXA_2 生成,出血时间从5.03 分钟延长到6.96 分钟,100 mg/d 出血时间7.78 分钟,但 1 000 mg/d 反而缩减至 6.88 分钟。也有人观察到口服阿司匹林45 mg/d,尿内 TXA_2 代谢产物能被抑制 95%,而尿内 PGI_2 代谢产物基本不受影响;每天100 mg,则尿内 TXA_2 代谢产物完全被抑制,而尿内 PGI_2 代谢产物保持基线的 25%~40%;若用 1 000 mg/d,则上述两项代谢产物完全被抑制。根据以上试验结果和临床体会提示,阿司匹林每天 100~150 mg 最为合适,既能达到预防和治疗的目的,又能避免发生不良反应。

《中国脑血管病防治指南》建议:①多数无禁忌证的未溶栓患者,应在脑卒中后尽早(最好48 小时内)开始使用阿司匹林。②溶栓患者应在溶栓 24 小时后,使用阿司匹林,或阿司匹林与双嘧达莫缓释剂的复合制剂。③阿司匹林的推荐剂量为 150~300 mg/d,分2 次服用,2~4 周后改为预防剂量(50~150 mg/d)。

2.氯吡格雷

由于噻氯匹定有明显的不良反应,已基本被淘汰,被第 2 代 ADP 受体拮抗剂氯吡格雷所取代。氯吡格雷和噻氯匹定一样对 ADP 诱导的血小板聚集有较强的抑制作用,对花生四烯酸、胶原、凝血酶、肾上腺素和血小板活化因子诱导的血小板聚集也有一定的抑制作用。与阿司匹林不同的是,它们对 ADP 诱导的血小板第 Ⅰ 相和第 Ⅱ 相的聚集均有抑制作用,且有一定的解聚作用。它还可以与红细胞膜结合,降低红细胞在低渗溶液中的溶解倾向,改变红细胞的变形能力。

氯吡格雷和阿司匹林均可作为治疗缺血性脑卒中的一线药物,多项研究都说明氯吡格雷的效果优于阿司匹林。氯吡格雷与阿司匹林合用防治缺血性脑卒中,比单用效果更好。氯吡格雷可用于预防颈动脉粥样硬化高危患者急性缺血事件。有文献报道 23 例颈动脉狭窄患者,在颈动脉支架置入术前常规服用阿司匹林 100 mg/d,介入治疗前晚给予负荷剂量氯吡格雷 300 mg,术后服用氯吡格雷 75 mg/d,3 个月后经颈动脉彩超发现,新生血管内皮已完全覆盖支架,无血管闭塞和支架内再狭窄。

氯吡格雷的使用剂量为每次 50～75 mg,每天 1 次。它的不良反应与阿司匹林比较,发生胃肠道出血的风险明显降低,发生腹泻和皮疹的风险略有增加,但明显低于噻氯匹定。主要不良反应有头昏、头胀、恶心、腹泻,偶有出血倾向。氯吡格雷禁用于对本品过敏者及近期有活动性出血者。

3.双嘧达莫

通过抑制磷酸二酯酶活性,阻止环腺苷酸(cAMP)的降解,提高血小板 cAMP 的水平,具有抗血小板黏附聚集的能力。双嘧达莫已作为预防和治疗冠心病、心绞痛的药物,而用于防治缺血性脑卒中的效果仍有争议。欧洲脑卒中预防研究(ESPS)大宗 RCT 研究认为双嘧达莫与阿司匹林联合防治缺血性脑卒中,疗效是单用阿司匹林或双嘧达莫的 2 倍,并不会导致更多的出血不良反应。

美国食品和药品监督管理局最近批准了阿司匹林和双嘧达莫复方制剂用于预防脑卒中。这一复方制剂每片含阿司匹林 50 mg 和缓释双嘧达莫 400 mg。一项单中心大规模随机试验发现,与单用小剂量阿司匹林比较,这种复方制剂可使脑卒中发生率降低 22%,但这项资料的价值仍有争论。

双嘧达莫的不良反应轻而短暂,长期服用可有头痛、头晕、呕吐、腹泻、面红、皮疹和皮肤瘙痒等。

4.血小板糖蛋白(glycoprotein,GP)Ⅱb/Ⅲa 受体拮抗剂

GPⅡb/Ⅲa 受体拮抗剂是一种新型抗血小板药,其通过阻断 GPⅡb/Ⅲa 受

体与纤维蛋白原配体的特异性结合,有效抑制各种血小板激活剂诱导的血小板聚集,进而防止血栓形成。GPⅡb/Ⅲa受体是一种血小板膜蛋白,是血小板活化和聚集反应的最后通路。GPⅡb/Ⅲa受体拮抗剂能完全抑制血小板聚集反应,是作用最强的抗血小板药。

GPⅡb/Ⅲa受体拮抗剂分3类,即抗体类如阿昔单抗、肽类如依替巴肽和非肽类如替罗非班。这3种药物均获美国食品和药品监督管理局批准应用。

该药还能抑制动脉粥样硬化斑块的其他成分,对预防动脉粥样硬化和修复受损血管壁起重要作用。GPⅡb/Ⅲa受体拮抗剂在缺血性脑卒中二级预防中的剂量、给药途径、时间、监护措施及安全性等目前仍在探讨之中。

有报道对于阿替普酶(rt-PA)溶栓和球囊血管成形术机械溶栓无效的大血管闭塞和急性缺血性脑卒中患者,GPⅡb/Ⅲa受体拮抗剂能够提高治疗效果。阿昔单抗的抗原性虽已减低,但仍有部分患者可引起变态反应。

5.西洛他唑

西洛他唑又名培达,可抑制磷酸二酯酶(PDE),特别是 PDEⅢ,提高 cAMP 水平,从而起到扩张血管和抗血小板聚集的作用,常用剂量为每次 50～100 mg,每天 2 次。

为了检测西洛他唑对颅内动脉狭窄进展的影响,Kwan 进行了一项多中心双盲随机与安慰剂对照研究,将 135 例大脑中动脉 M1 段或基底动脉狭窄有急性症状者随机分为两组,一组接受西洛他唑 200 mg/d 治疗,另一组给予安慰剂治疗,所有患者均口服阿司匹林 100 mg/d,在进入试验和 6 个月后分别做 MRA 和 TCD 对颅内动脉狭窄程度进行评价。主要转归指标为 MRA 上有症状颅内动脉狭窄的进展,次要转归指标为临床事件和 TCD 的狭窄进展。西洛他唑组,45 例有症状颅内动脉狭窄者中有 3 例(6.7%)进展、11 例(24.4%)缓解;而安慰剂组 15 例(28.8%)进展、8 例(15.4%)缓解,两组差异有显著性意义。

有症状颅内动脉狭窄是一个动态变化的过程,西洛他唑有可能防止颅内动脉狭窄的进展。西洛他唑的不良反应可有皮疹、头晕、头痛、心悸、恶心、呕吐,偶有消化道出血、尿路出血等。

6.三氟柳

三氟柳的抗血栓形成作用是通过干扰血小板聚集的多种途径实现的,如不可逆性抑制环氧化酶(CoX)和阻断血栓素 A_2(TXA_2)的形成。三氟柳抑制内皮细胞 CoX 的作用极弱,不影响前列腺素合成。另外,三氟柳及其代谢产物 2-羟基-4-三氟甲基苯甲酸可抑制磷酸二酯酶,增加血小板和内皮细胞内 cAMP 的浓度,增强血小板的抗聚集效应,该药应用于人体时不会延长出血时间。

有研究将2 113例TIA或脑卒中患者随机分组,进行三氟柳(600 mg/d)或阿司匹林(325 mg/d)治疗,平均随访30.1个月,主要转归指标为非致死性缺血性脑卒中、非致死性心肌梗死和血管性疾病死亡的联合终点,结果两组联合终点发生率、各个终点事件发生率和存活率均无明显差异,三氟柳组出血性事件发生率明显低于阿司匹林组。

7.沙格雷酯

沙格雷酯又名安步乐克,是5-HT$_2$受体阻滞剂,具有抑制由5-HT增强的血小板聚集作用和由5-HT引起的血管收缩的作用,增加被减少的侧支循环血流量,改善周围循环障碍等。口服沙格雷酯后1~5小时即有抑制血小板的聚集作用,可持续4~6小时。口服每次100 mg,每天3次。不良反应较少,可有皮疹、恶心、呕吐和胃部灼热感等。

8.曲克芦丁

曲克芦丁能抑制血小板聚集,防止血栓形成,同时能对抗5-HT、缓激肽引起的血管损伤,增加毛细血管抵抗力,降低毛细血管通透性等。每次200 mg,每天3次,口服;或每次400~600 mg加入5%葡萄糖注射液或0.9%氯化钠注射液250~500 mL中静脉滴注,每天1次,可连用15~30天。不良反应较少,偶有恶心和便秘。

(四)扩血管治疗

扩张血管药目前仍然是广泛应用的药物,但脑梗死急性期不宜使用,因为脑梗死病灶后的血管处于血管麻痹状态,此时应用血管扩张药,能扩张正常血管,对病灶区的血管不但不能扩张,还要从病灶区盗血,称"偷漏现象"。因此,血管扩张药应在脑梗死发病2周后才应用。常用的扩张血管药有以下几种。

1.丁苯酞

每次200 mg,每天3次,口服。偶见恶心,腹部不适,有严重出血倾向者忌用。

2.倍他司汀

每次20 mg加入5%葡萄糖注射液500 mL中静脉滴注,每天1次,连用10~15天;或每次8 mg,每天3次,口服。有些患者会出现恶心、呕吐和皮疹等不良反应。

3.盐酸法舒地尔注射液

每次60 mg(2支)加入5%葡萄糖注射液或0.9%氯化钠注射液250 mL中

静脉滴注,每天1次,连用10～14天。可有一过性颜面潮红、低血压和皮疹等不良反应。

4.丁咯地尔

每次200 mg加入5%葡萄糖注射液或0.9%氯化钠注射液250～500 mL中,缓慢静脉滴注,每天1次,连用10～14天。可有头痛、头晕、肠胃道不适等不良反应。

5.银杏达莫注射液

每次20 mL加入5%葡萄糖注射液或0.9%氯化钠注射液500 mL中静脉滴注,每天1次,可连用14天。偶有头痛、头晕、恶心等不良反应。

6.葛根素注射液

每次500 mg加入5%葡萄糖注射液或0.9%氯化钠注射液500 mL中静脉滴注,每天1次,连用14天。少数患者可出现皮肤瘙痒、头痛、头昏、皮疹等不良反应,停药后可自行消失。

7.灯盏花素注射液

每次20 mL(含灯盏花乙素50 g)加入5%葡萄糖注射液或0.9%氯化钠注射液250 mL中静脉滴注,每天1次,连用14天。偶有头痛、头昏等不良反应。

(五)钙通道阻滞剂

钙通道阻滞剂是继β受体阻滞剂之后,脑血管疾病治疗中最重要的进展之一。正常时细胞内钙离子浓度为10^{-9} mol/L,细胞外钙离子浓度比细胞内大10 000倍。在病理情况下,钙离子迅速内流到细胞内,使原有的细胞内外钙离子平衡破坏,结果造成:①由于血管平滑肌细胞内钙离子增多,导致血管痉挛,加重缺血、缺氧。②由于大量钙离子激活ATP酶,使ATP酶加速消耗,结果细胞内能量不足,多种代谢无法维持。③由于大量钙离子破坏了细胞膜的稳定性,使许多有害物质释放出来。④由于神经细胞内钙离子陡增,可加速已经衰竭的细胞死亡。使用钙通道阻滞剂的目的在于阻止钙离子内流到细胞内,阻断上述病理过程。

钙通道阻滞剂改善脑缺血和解除脑血管痉挛的机制可能是:①解除缺血灶中的血管痉挛。②抑制肾上腺素能受体介导的血管收缩,增加脑组织葡萄糖利用率,继而增加脑血流量。③有梗死的半球内血液重新分布,缺血区脑血流量增加,高血流区血流量减少,对临界区脑组织有保护作用。几种常用的钙通道阻滞剂。

1.尼莫地平

为选择性扩张脑血管作用最强的钙通道阻滞剂。口服,每次 40 mg,每天 3～4 次。注射液,每次24 mg,溶于5％葡萄糖注射液 1 500 mL 中静脉滴注,开始注射时,1 mg/h,若患者能耐受,1 小时后增至 2 mg/h,每天 1 次,连续用药 10 天,以后改用口服。德国 Bayer 药厂生产的尼莫同,每次口服30～60 mg,每天 3 次,可连用 1 个月;注射液开始 2 小时可按照 0.5 mg/h 静脉滴注,如果耐受性良好,尤其血压无明显下降时,可增至 1 mg/h,连用 7～10 天后改为口服。该药规格为尼莫同注射液 50 mL 含尼莫地平 10 mg,一般每天静脉滴注 10 mg。不良反应比较轻微,口服时可有一过性消化道不适、头晕、嗜睡和皮肤瘙痒等。静脉给药可有血压下降(尤其是治疗前有高血压者)、头痛、头晕、皮肤潮红、多汗、心率减慢或心率加快等。

2.尼卡地平

对脑血管的扩张作用强于外周血管的作用。每次口服 20 mg,每天 3～4 次,连用 1～2 个月。可有胃肠道不适、皮肤潮红等不良反应。

3.氟桂利嗪

每次 5～10 mg,睡前服。有嗜睡、乏力等不良反应。

4.桂利嗪

每次口服 25 mg,每天 3 次。有嗜睡、乏力等不良反应。

(六)防治脑水肿

大面积脑梗死、出血性梗死的患者多有脑水肿,应给予降低颅压处理,如床头抬高30°角,避免有害刺激、解除疼痛、适当吸氧和恢复正常体温等基本处理;有条件行颅内压测定者,脑灌注压应保持在 9.3 kPa(70 mmHg)以上;避免使用低渗和含糖溶液,如脑水肿明显者应快速给予降颅压处理。

1.甘露醇

甘露醇对缩小脑梗死面积与减轻病残有一定的作用。甘露醇除降低颅内压外,还可降低血液黏度、增加红细胞变形性、减少红细胞聚集、减少脑血管阻力、增加灌注压、提高灌注量、改善脑的微循环。同时,还可提高心排血量。每次 125～250 mL 静脉滴注,6 小时 1 次,连用 7～10 天。甘露醇治疗脑水肿疗效快、效果好。不良反应:降颅压有反跳现象,可能引起心力衰竭、肾功能损害、电解质紊乱等。

2.复方甘油注射液

能选择性脱出脑组织中的水分,可减轻脑水肿;在体内参加三羧酸循环代谢后转换成能量,供给脑组织,增加脑血流量,改善脑循环,因而有利于脑缺血病灶的恢复。每天 500 mL 静脉滴注,每天2 次,可连用 15～30 天。静脉滴注速度应控制在 2 mL/min,以免发生溶血反应。由于要控制静脉滴速,并不能用于急救。有大面积脑梗死的患者,有明显脑水肿甚至发生脑疝,一定要应用足量的甘露醇,或甘露醇与复方甘油同时或交替用药,这样可以维持恒定的降颅压作用和减少甘露醇的用量,从而减少甘露醇的不良反应。

3.七叶皂苷钠注射液

有抗渗出、消水肿、增加静脉张力、改善微循环和促进脑功能恢复的作用。每次 25 mg 加入 5％葡萄糖注射液或 0.9％氯化钠注射液 250～500 mL 中静脉滴注,每天 1 次,连用 10～14 天。

4.手术减压治疗

主要适用于恶性大脑中动脉(MCA)梗死和小脑梗死。

(七)提高血氧和辅助循环

高压氧是有价值的辅助疗法,在脑梗死的急性期和恢复期都有治疗作用。最近研究提示,脑广泛缺血后,纠正脑的乳酸中毒或脑代谢产物积聚,可恢复神经功能。高压氧向脑缺血区域弥散,可使这些区域的细胞在恢复正常灌注前得以生存,从而减轻缺血缺氧后引起的病理改变,保护受损的脑组织。

(八)神经细胞活化剂

据一些药物试验研究报道,这类药物有一定的营养神经细胞和促进神经细胞活化的作用,但确切的效果,尚待进一步大宗临床验证和评价。

1.胞磷胆碱

参与体内卵磷脂的合成,有改善脑细胞代谢的作用和促进意识的恢复。每次 750 mg 加入 5％葡萄糖注射液 250 mL 中静脉滴注,每天 1 次,连用 15～30 天。

2.三磷酸胞苷二钠

主要药效成分是三磷酸胞苷,该物质不仅能直接参与磷脂与核酸的合成,而且还间接参与磷脂与核酸合成过程中的能量代谢,有神经营养、调节物质代谢和抗血管硬化的作用。每次 60～120 mg 加入 5％葡萄糖注射液 250 mL 中静脉滴注,每天 1 次,可连用10～14 天。

3.小牛血去蛋白提取物

又名爱维治,是一种小分子肽、核苷酸和寡糖类物质,不含蛋白质和致热原。

爱维治可促进细胞对氧和葡萄糖的摄取和利用,使葡萄糖的无氧代谢转向为有氧代谢,使能量物质生成增多,延长细胞生存时间,促进组织细胞代谢、功能恢复和组织修复。每次1 200～1 600 mg加入5％葡萄糖注射液500 mL中静脉滴注,每天1次,可连用15～30天。

4.依达拉奉

依达拉奉是一种自由基清除剂,有抑制脂自由基的生成、抑制细胞膜脂质过氧化连锁反应及抑制自由基介导的蛋白质、核酸不可逆的破坏作用,是一种脑保护药物。每次30 mg加入5％葡萄糖注射液250 mL中静脉滴注,每天2次,连用14天。

(九)其他内科治疗

1.调节和稳定血压

急性脑梗死患者的血压检测和治疗是一个存在争议的领域。因为血压偏低会减少脑血流灌注,加重脑梗死。在急性期,患者会出现不同程度的血压升高。原因是多方面的,如脑卒中后的应激反应、膀胱充盈、疼痛及机体对脑缺氧和颅内压升高的代偿反应等,且其升高的程度与脑梗死病灶大小和部位、疾病前是否患高血压有关。脑梗死早期的高血压处理取决于血压升高的程度及患者的整体情况。美国脑卒中学会(ASA)和欧洲脑卒中促进会(EUSI)都赞同:收缩压超过29.3 kPa(220 mmHg)或舒张压超过16.0 kPa(120 mmHg)以上,则应给予谨慎缓慢降压治疗,并严密观察血压变化,防止血压降得过低。然而有一些脑血管治疗中心,主张只有在出现下列情况才考虑降压治疗,如合并夹层动脉瘤、肾衰竭、心脏衰竭及高血压脑病时。但在溶栓治疗时,需及时降压治疗,应避免收缩压＞24.7 kPa(185 mmHg),以防止继发性出血。降压推荐使用微输液泵静脉注射硝普钠,可迅速、平稳地降低血压至所需水平,也可用利喜定(压宁定)、卡维地洛等。血压过低对脑梗死不利,应适当提高血压。

2.控制血糖

糖尿病是脑卒中的危险因素之一,并可加重急性脑梗死和局灶性缺血再灌注损伤。欧洲脑卒中组织(ESO)《缺血性脑卒中和短暂性脑缺血发作处理指南》[欧洲脑卒中促进会(EUSI),2008年]指出,已证实急性脑卒中后高血糖与大面积脑梗死、皮质受累及其功能转归不良有关,但积极降低血糖能否改善患者的临床转归,尚缺乏足够证据。如果过去没有糖尿病史,只是急性脑卒中后血糖应激性升高,则不必应用降糖措施,只需输液中尽量不用葡萄糖注射液似可降低血糖水平;有糖尿病史的患者必须同时应用降糖药适当控制高血糖;血糖超过

10 mmol/L(180 mg/dL)时需降糖处理。

3.心脏疾病的防治

对并发心脏疾病的患者要采取相应防治措施,如果要应用甘露醇脱水治疗,则必须加用呋塞米以减少心脏负荷。

4.防治感染

对有吞咽困难或意识障碍的脑梗死患者,常常容易合并肺部感染,应给予相应抗生素和止咳化痰药物,必要时行气管切开,有利吸痰。

5.保证营养和水、电解质的平衡

特别是对有吞咽困难和意识障碍的患者,应采用鼻饲,保证营养、水与电解质的补充。

6.体温管理

在实验室脑卒中模型中,发热与脑梗死体积增大和转归不良有关。体温升高可能是中枢性高热或继发感染的结果,均与临床转归不良有关。应积极迅速找出感染灶并予以适当治疗,并可使用乙酰氨基酚进行退热治疗。

(十)康复治疗

脑梗死患者只要生命体征稳定,应尽早开始康复治疗,主要目的是促进神经功能的恢复。早期进行瘫痪肢体的功能锻炼和语言训练,防止关节挛缩和足下垂,可采用针灸、按摩、理疗和被动运动等措施。

七、预后与预防

(一)预后

(1)如果得到及时的治疗,特别是能及时在卒中单元获得早期溶栓疗法等系统规范的中西医结合治疗,可提高疗效,减少致残率,30%～50%的患者能自理生活,甚至恢复工作能力。

(2)脑梗死国外病死率为 6.9%～20%,其中颈内动脉系统梗死为 17%,椎-基底动脉系统梗死为 18%。秦震等观察随访经 CT 证实的脑梗死 1～7 年的预后,发现:①累计生存率,6 个月为96.8%,12 个月为 91%,2 年为 81.7%,3 年为 81.7%,4 年为 76.5%,5 年为76.5%,6 年为 71%,7 年为 71%。急性期病死率为 22.3%,其中颈内动脉系统 22%,椎-基底动脉系统 25%。意识障碍、肢体瘫痪和继发肺部感染是影响预后的主要因素。②累计病死率在开始半年内迅速上升,一年半达高峰。说明发病后一年半不能恢复自理者,继续恢复的可能性较小。

(二)预防

1.一级预防

一级预防是指发病前的预防,即通过早期改变不健康的生活方式,积极主动地控制危险因素,从而达到使脑血管疾病不发生或发病年龄推迟的目的。从流行病学角度看,只有一级预防才能降低人群发病率,所以对于病死率及致残率很高的脑血管疾病来说,重视并加强开展一级预防的意义远远大于二级预防。

对血栓形成性脑梗死的危险因素及其干预管理有下述几方面:服用降血压药物,有效控制高血压,防治心脏病,冠心病患者应服用小剂量阿司匹林,定期监测血糖和血脂,合理饮食和应用降糖药物和降脂药物,不抽烟、不酗酒,对动脉狭窄患者及无症状颈内动脉狭窄患者一般不推荐手术治疗或血管内介入治疗,对重度颈动脉狭窄(≥70%)的患者在有条件的医院可以考虑行颈动脉内膜切除术或血管内介入治疗。

2.二级预防

脑卒中首次发病后应尽早开展二级预防工作,可预防或降低再次发生率。二级预防有下述几个方面:首先要对第1次发病机制正确评估,管理和控制血压、血糖、血脂和心脏病,应用抗血小板聚集药物,颈内动脉狭窄的干预同一级预防,有效降低同型半胱氨酸水平等。

第四章

心内科疾病诊疗

第一节　ST 段抬高型心肌梗死

ST 段抬高型心肌梗死（ST segment elevation myocardial infarction，STEMI)是指在冠状动脉病变的基础上,冠状动脉血流中断,使相应的心肌出现严重而持久的急性缺血,最终导致心肌的缺血性坏死。在临床上常有持久的胸骨后压榨性疼痛、发热、白细胞计数增高、血清心肌损伤标志物升高,以及特征性心电图动态演变,并可出现多种心律失常、心源性休克或心力衰竭。STEMI 是动脉粥样硬化患者的主要死亡原因之一。

一、病因和发病机制

冠状动脉内阻塞性血栓形成的最初事件是动脉粥样硬化斑块的破裂或溃疡形成。斑块破裂导致斑块中的致栓物质暴露于循环中的血小板,如胶原纤维蛋白、血管病性血友病因子、玻璃体结合蛋白、纤维蛋白原、纤维连接蛋白等。血小板黏附在溃疡表面,随之引起血小板激活与聚集,导致血栓形成,纤维蛋白原转变成纤维蛋白,继而激活血小板及引起血管收缩,这其中部分也是由于血小板源性血管收缩物质所致。这种血栓前的外环境促进了一个活动血栓(包括血小板、纤维蛋白、凝血酶及红细胞)的形成和建立,引起梗死相关动脉的阻塞,心肌缺血坏死。

由于心外膜冠状动脉前向血流的中断,相应血管供应的心肌缺血,立即失去了正常的收缩功能,异常的心肌收缩方式包括运动不协调、运动减弱、运动消失和运动障碍,其严重程度主要取决于梗死部位、梗死程度及范围。缺血区心肌功能失调可通过增强功能正常的心肌运动来弥补,这主要通过急性代偿机制(包括交感神经系统活性增强)及 Frank-Starling 机制(即增加心脏前负荷,使回心血量增多,心室舒张末容积增加,从而增加心排血量及提高心脏做功)来实现。急性心肌梗死引起的心力衰竭也称泵衰竭,按 Killip 分级可分为 4 级,见表 4-1。

二、临床表现

(一)前驱症状

患者发病前几天或几周内会出现典型前驱症状。其中以新发心绞痛和原有心绞痛加重最为突出。心绞痛发作较前频繁、程度加重、持续时间延长、硝酸甘油效果差等较常见。

表 4-1　急性心肌梗死 Killip 分级

Killip 分级	定义
Ⅰ级	尚无明显心力衰竭
Ⅱ级	有左心衰竭,肺部啰音<50%肺野
Ⅲ级	有急性肺水肿,全肺大、小、干、湿啰音
Ⅳ级	心源性休克

(二)症状

1.疼痛

胸痛是 STEMI 患者最早出现、最为突出的症状,但患者疼痛程度不一,通常都较为严重,在某些情况下是患者无法忍受的,疼痛持续时间较长,通常超过 30 分钟,甚至可持续达数小时。这种不适可描述为:紧缩感、烧灼感、压迫感或压缩感。常位于胸骨后或心前区,可向左肩、左臂及左手尺侧及后背部放射,引起左手臂、手指及后背部不适感。在部分 STEMI 患者中,疼痛最初发生于上腹部,引起腹部的一系列症状而被误认为消化道疾病。某些患者可出现疼痛向肩背部、上肢颈部、下颚甚至肩胛区放射。STEMI 引起的胸痛通常持续时间长,多在 30 分钟以上,甚至可达数小时,休息或含服硝酸甘油后不能缓解,患者常有濒死感。但有 8%~10% 的 STEMI 患者为无痛性的,尤其多见于老年患者,一般有较高的心力衰竭发生率。

2.全身症状

常有大汗、发热、心动过速及白细胞计数增高等表现。发热常出现在发病后 1~2 天,主要是由于心肌坏死物吸收引起,通常为低热,在 38 ℃左右,很少>39 ℃,持续约 1 周。

3.消化道症状

50% 以上的 STEMI 患者有恶心、呕吐,可能由于迷走神经反射或与左心室内的机械刺激感受器有关。下壁 STEMI 患者比前壁 STEMI 患者这些症状更为多见。

4.心律失常

心律失常见于绝大多数 STEMI 患者,分为快速性心律失常和缓慢性心律失常,多发生于发病后 1～2 天。前壁 STEMI 多数易引起快速性心律失常(如室性期前收缩、室性心动过速、心房扑动、心房纤颤等),以室性期前收缩最为常见,如室性期前收缩连续出现短阵室速,甚至出现 R-on-T 现象,为室颤发生的先兆。部分患者入院前死亡的主要原因为室颤。下壁 STEMI 易引起缓慢性心律失常(如窦性心动过缓、房室传导阻滞、束支传导阻滞、窦性停搏等),主要与右冠闭塞引起窦房结或房室结血供减少有关。

5.急性左心衰竭或心源性休克

在部分患者,尤其是老年人,STEMI 的临床表现通常不是疼痛而是表现为更严重的急性左心衰竭和/或心源性休克,这些症状可能同时伴有出汗、呼吸困难、恶心和呕吐、意识不清等。

(三)体征

心脏听诊常有心动过速、心动过缓、各种心律失常。第一心音、第二心音减弱及第四心音也较常见,提示心脏收缩力和左心室顺应性降低。在 STEMI 及二尖瓣功能失调(乳头肌功能不全,二尖瓣关闭不全)引起的二尖瓣反流患者可闻及收缩期杂音。第三心音通常反映为左心室充盈压力增加,左心室功能严重失调。右心室 STEMI 患者常表现出明显的颈静脉曲张和 V 波,以及三尖瓣反流。大面积心肌缺血患者及既往有心肌梗死患者常在心肌梗死早期就存在左心功能不全表现,如呼吸困难、咳嗽、发绀、肺部啰音等。

三、诊断和鉴别诊断

(一)诊断

1.病史及体格检查

(1)病史:STEMI 患者临床表现多变,有些患者症状较轻,未能引起患者重视,而有些患者发病急骤,病情严重,以急性左心衰竭、心源性休克甚至猝死为主要表现。但大多数有诱发因素,最常见有情绪变化(紧张、激动、焦虑等)和过度体力活动,其他的如血压升高、休克、脱水、出血、外科手术、严重心律失常等。这些诱发因素能促发不稳定的粥样斑块发生破裂,形成血栓,从而导致 STEMI 的发生。对于典型的心肌梗死引起的胸痛诊断难度不大,但对于不典型胸痛(如上腹痛、呼吸困难、恶心、呕吐等)、无痛性心肌梗死及其他不典型症状均应引起高度重视,特别多见于女性、老年患者、糖尿病患者,因为这些症状常不易让医师联想到与心脏疾病有关,从而延误诊治。STEMI 常见非典型表现有:①新发生或恶化的心力衰竭;②典型心绞痛,但性质不严重,无较长持续时间;③疼痛部位不典型的心绞痛;④中枢神经系统症状;⑤过度焦虑,突发狂躁等;⑥晕厥;⑦休克;⑧急性消化道症状。

(2)体格检查:所有 STEMI 患者应密切注意生命体征,并观察患者有无外周循环衰竭的表现,如面色苍白、皮肤湿冷等。血压除早期升高外,绝大多数患者血压下降,有高血压的患者,血压常在未服药的情况下降至正常。前壁 STEMI 多表现为交感神经兴奋引起的心率增快及快速性心律失常,而下壁 STEMI 多表现为副交感神经兴奋引起的心率减慢及缓慢性心律失常。心脏听诊可出现第一心音、第二心音减弱及第四心音。

2.心电图

(1)心电图的特征:心电图不仅是诊断 STEMI 的重要手段之一,而且还可以起到定位、定时的作用。ST 段弓背向上抬高,尤其是伴随 T 波改变及相对应导联的 ST 段压低("镜像改变")及病理性 Q 波,并伴有持续超过 20 分钟的胸痛,强烈支持 STEMI 的诊断。2012 年第 3 版《心肌梗死全球统一定义》推荐 STEMI 的心电图诊断标准为:两个相邻导联新出现 J 点抬高;在 V_2、V_3 导联,男性(>40 岁)$\geqslant 0.2$ mV,男性(<40 岁)$\geqslant 0.25$ mV,女性$\geqslant 0.15$ mV;在其他导联$\geqslant 0.1$ mV。

(2)动态演变:ST 段的动态演变及 T 波改变伴随病理性 Q 波出现对 STEMI 的诊断具有高度特异性。主要分为超急性期、急性期、亚急性期和陈旧期。

(3)定位诊断:根据心电图特征性改变的导联可对急性心肌梗死进行定位诊断。但是许多因素限制了心电图对于 STEMI 的诊断和定位:心肌损伤的范围、梗死的时间、梗死的部位(如 12 导联心电图对于左心室后外侧区敏感程度较差)、传导异常、既往梗死或急性心包炎、电解质浓度的改变及心血管活性药物的使用。心电图诊断前壁及下壁 STEMI 意见统一,对侧壁及后壁 STEMI 无统一依据。另外,在部分 STEMI 患者中,由于梗死位置的因素,心电图并不能出现典型的 ST 段改变。因此,即使缺乏 STEMI 的典型心电图改变,也需要立即开始针对心肌缺血进行必要的治疗,并尽可能完善相关检查排除 STEMI,避免恶性心律失常的发生。

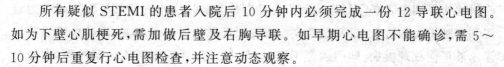

所有疑似 STEMI 的患者入院后 10 分钟内必须完成一份 12 导联心电图。如为下壁心肌梗死,需加做后壁及右胸导联。如早期心电图不能确诊,需 5~10 分钟后重复行心电图检查,并注意动态观察。

3.心脏生化标志物

心肌损伤标志物呈动态升高改变是 STEMI 诊断的标准之一。敏感的心脏标志物测定可发现尚无心电图改变的小灶性梗死,对于疑似 STEMI 的患者,建议于入院即刻、2~4 小时、6~9 小时、12~24 小时行心肌损伤标志物测定,以进行诊断并评估预后。

(1)心肌肌钙蛋白(cTn):是诊断心肌坏死特异性和敏感性最高的心肌损伤标志物,主要有 cTnI 和 cTnT,STEMI 患者症状发生后 2~4 小时开始升高,10~24 小时达到峰值,cTnI 持续 5~10 天,cTnT 持续 5~14 天,但 cTnI/cTnT 不能对超过 2 周的心肌梗死患者进行诊断。需要注意的是,cTn 的灵敏度相当高,但在某些情况(如肾衰竭、充血性心力衰竭、心脏创伤、电复律后、射频消融后、病毒感染等)下 cTn 也同样可以升高,出现假阳性情况。因此,不能单凭 cTnI/cTnT 升高而诊断急性心肌梗死,还应结合心电图、患者临床情况等进行全面分析。

(2)肌酸激酶同工酶:对判断心肌坏死的临床特异性较高,STEMI 后 6 小时即升高,24 小时达到高峰,持续 3~4 天。由于首次 STEMI 后 cTn 将持续升高一段时间(7~14 天),肌酸激酶同工酶更适于诊断再发心肌梗死。连续测定肌酸激酶同工酶还可作为判断溶栓治疗效果的指标之一,血管再通时肌酸激酶同工酶峰值前移(14 小时以内)。

(3)其他:天门冬氨酸氨基转移酶、乳酸脱氢酶对诊断 STEMI 特异性差,已不再推荐用于诊断 STEMI。肌红蛋白测定有助于早期诊断,敏感性较高,但特异性差,并且检测的时间窗较短。STEMI 后 1~2 小时即升高,4~8 小时达到高峰,持续 12~24 小时。

4.影像学检查

超声心动图可作为早期诊断急性心肌梗死的辅助检查之一,可发现节段性室壁运动异常和室壁反常运动,收缩时室壁运动变薄是心肌缺血的典型表现。同时,超声心动图能检测 STEMI 患者的心功能情况,对其预后进行评估。在 STEMI 患者出现心源性休克时,超声心动图可用于检测导致低心排血量的机械性因素(如新出现的室间隔穿孔或乳头肌功能失调),并将之与左心室收缩功能障碍相互鉴别。超声心动图可作为 STEMI 患者常用的影像学检查,但注意急性心肌梗死早期患者必须行床旁超声心动图检查。X线检查能够早期发现心力衰竭和心脏扩大的迹象，以及急性左心衰竭引起肺水肿时的改变，即肺血管周围的渗出液可使纹理模糊、肺门阴影不清楚，相互融合呈不规则片状模糊影，弥漫分布或局限于一侧或一叶，或见于肺门两侧，由内向外逐渐变淡，形成所谓"蝶形肺门"，同时小叶间隔中的积液可使间隔增宽，形成小叶间隔线，即 Kerley A 线和 B 线等。放射性核素心肌显像可评判心肌灌注情况，同时可评价患者的心功能情况。STEMI 强调早期再灌注治疗，因此影像学检查在急性 STEMI 的应用受到了很大的限制。必须指出，不应该因等待患者血清心脏生化标志物测定和影像学检查结果而延迟再灌注治疗。

(二)鉴别诊断

STEMI 的持续性胸痛应与以下疾病相鉴别，特别是危重疾病。

1.主动脉夹层

胸痛呈撕裂样、剧烈且很快达到高峰，常放射至肩背部及下肢，心率增快、血压升高，心脏彩超、主动脉增强 CT 有助于鉴别。

2.肺动脉栓塞

常表现为突发呼吸困难、胸痛、咯血、晕厥等，肺动脉瓣第二心音亢进，心肌损伤标志物常不高，血气分析、D-二聚体、肺动脉 CT 有助于鉴别。

3.急性心包炎

胸痛常伴发热，深呼吸时加重，早期可闻及心包摩擦音，心电图有 ST 段弓背向下型抬高，心肌损伤标志物常不高。

4.不稳定型心绞痛

胸痛时间较短，一般少于 20 分钟，心电图常呈 ST 段下移，T 波倒置，但变异型心绞痛有 ST 抬高，但无病理性 Q 波，心肌损伤标志物常不高。

5.急腹症

如食管反流伴痉挛、消化道穿孔、急性胰腺炎、急性胆囊炎等急腹症常与 STEMI 混淆，但一般无心电图改变和心肌损伤标志物增高。

四、治疗和预后

(一)初始处理

1.持续心电、血压和血氧饱和度监测

所有 STEMI 患者到院后应立即予以心电、血压和血氧饱和度监测，并建立静脉通路，必要时开通大静脉。

2.吸氧

所有 STEMI 患者到院后应立即予以鼻导管吸氧,急性左心衰竭、肺水肿或有机械并发症的患者常伴有严重低氧血症,需面罩加压给氧或气管插管并机械通气。

3.绝对卧床休息

所有 STEMI 患者入院后应绝对卧床休息,可以降低心肌氧耗量。一般患者卧床休息 1~3 天,如有血流动力学不稳定、心力衰竭、心肌梗死后并发症的患者应延长卧床时间。

4.镇痛

STEMI 患者常伴剧烈胸痛,引起交感神经过度兴奋,产生心动过速、血压升高,从而增加心肌氧耗量,并易诱发快速室性心律失常。因此,应迅速给予有效镇痛剂,可静脉注射吗啡 3 mg,必要时 5 分钟重复 1 次,总量不宜超过 15 mg。吗啡不仅可以起到镇痛作用,还能扩张血管,降低左心室前后负荷,减少心肌氧耗量。吗啡的不良反应有恶心、呕吐、低血压和呼吸抑制,一旦出现呼吸抑制,可每隔 3 分钟静脉注射纳洛酮 0.4 mg(最多 3 次)拮抗。

5.饮食和排便

STEMI 患者需禁食至胸痛消失,然后给予流质、半流质饮食,逐步过渡到普通饮食。必要时使用缓泻剂,以防止便秘产生,排便用力,导致心律失常或心力衰竭,甚至心脏破裂。

(二)再灌注治疗

STEMI 通常是在冠状动脉粥样硬化的基础上突发斑块破裂、血栓形成,引起冠状动脉急性闭塞,从而导致血供中断,心肌出现缺血性坏死。在冠状动脉急性闭塞后的 20 分钟,心肌开始由内膜向外膜坏死,这一过程需 4~6 小时。心肌再灌注治疗开始越早,心肌坏死面积越小,预后相对越好。但单纯的心外膜血管开通不等于有效的再灌注,组织水平的再灌注才是任何再灌注治疗的终极目标。因此,早期、迅速、完全、持续和有效的再灌注治疗是 STEMI 最有效的治疗。再灌注治疗的方法主要有溶栓治疗、PCI 和 CABG。

1.溶栓治疗

在纤溶酶原激活物的作用下,纤溶酶原可转变成纤溶酶,降解血栓上的不溶性纤维蛋白,从而使血栓溶解,梗死血管再通。早期大规模临床研究结果表明,溶栓治疗可显著降低 STEMI 患者的病死率。在 PCI 成为标准治疗之前,溶栓治疗是再灌注治疗的优先选择。在没有介入治疗的社区医院或者转诊到可开展介入治疗的医院需要很长时间的情况下,溶栓治疗是 STEMI 的首选。尽管溶栓治疗后 90 分钟内 80% 以上患者的梗死相关动脉可以再通,但是 40%~70% 的患者梗死相关动脉不能达到正常冠状动脉血流(TIMI3 级),而且即使是成功的再灌注后,至少 20% 的患者会发生再闭塞,再梗死率达到 19%。因此,使用溶栓治疗的患者大约只有 25% 可以达到理想且稳定的血流。

(1)溶栓治疗有严格的适应证,指南推荐:①发病 12 小时以内到不具备急诊 PCI 治疗条件的医院就诊、不能迅速转运、无溶栓禁忌证的 STEMI 患者均应进行溶栓治疗;②患者就诊早(发病≤3 小时)而不能及时进行 PCI 介入治疗者,或虽具备急诊 PCI 治疗条件,但就诊至球囊扩张时间与就诊至溶栓开始时间相差 >60 分钟,且就诊至球囊扩张时间 >90 分钟者应优先考虑溶栓治疗;③对再梗死患者,如果不能立即(症状发作后 60 分钟内)进行冠状动脉造影和 PCI,可给予溶栓治疗;④对发病 12~24 小时仍有进行性缺血性疼痛和至少 2 个胸导联或肢体导联 ST 段抬高 >0.1 mV 的患者,若无急诊 PCI 条件,在经过选择的患者也可溶栓治疗;⑤STEMI 患者症状发生 24 小时,症状已缓解,不应采取溶栓治疗。

(2)溶栓治疗的禁忌证。

绝对禁忌证:①既往任何时间出血性脑卒中病史;②已知的脑血管结构异常(如动静脉畸形);③3 个月内有缺血性脑卒中发作(除外 4.5 小时内急性缺血性脑卒中);④已知的颅内恶性肿瘤(原发或转移);⑤未排除的主动脉夹层;⑥活动性出血或者凝血功能障碍者;⑦3 个月内严重头部闭合性创伤或面部创伤;⑧2 个月内颅内或者脊柱外科手术。

相对禁忌证:①慢性的、严重的、没有得到良好控制的高血压史或者目前血压增高;②缺血性脑卒中病史超过 3 个月;③痴呆;④外伤或持续 >10 分钟的心肺复苏;⑤3 周内大手术史,2~4 周内的内出血;⑥已知的颅内病理学改变(不包括在绝对禁忌证内);⑦不能压迫止血部位的大血管穿刺;⑧妊娠;⑨活动性的消化道溃疡;⑩目前正在应用抗凝剂。另外,根据综合临床判断,患者的风险/效益比不利于溶栓治疗,尤其是有出血倾向者,包括严重肝肾疾病、恶病质、终末期肿瘤等。由于流行病学调查显示中国人群的出血性脑卒中发病率高,因此,年龄≥75 岁的 STEMI 患者应首选 PCI,选择溶栓治疗时应慎重,酌情减少溶栓药物剂量。

(3)溶栓药物的选择、剂量及用法:溶栓药物目前有三代,可分为非特异性纤溶酶原激活物和特异性纤溶酶原激活物,前者有链激酶和尿激酶,后者包括人重组组织型纤溶酶原激活物、替奈普酶、阿替普酶和瑞替普酶。应严格掌握溶栓药物的用法及剂量,通常优先选择特异性纤溶酶原激活物。主要溶栓药物用法及剂量见表4-2。

表 4-2　主要溶栓药物剂量及用法

溶栓剂	用法及剂量	抗原性	血管开通率*
特异性纤溶酶原激活物			
替奈普酶	一般为 30~50 mg 溶于 10 mL 生理盐水静脉推注。根据体重调整剂量:如体重<60 kg,剂量为 30 mg;体重每增加 10 kg,剂量增加 5 mg,最大剂量为 50 mg(尚缺乏国人的研究资料)	否	85%
阿替普酶	①全量 90 分钟加速给药法:首先静脉推注 15 mg,随后 0.75 mg/kg 在 30 分钟内持续静脉滴注(最大剂量不超过 50 mg),继之 0.5 mg/kg 60 分钟持续静脉滴注(最大剂量不超过 35 mg)②半量给药法:50 mg 溶于 50 mL 专用溶剂,首先静脉推注 8 mg,之后 42 mg 于 90 分钟内滴完	否	84%
瑞替普酶	10U 溶于 5~10 mL 注射用水,静脉推注>2 分钟,30 分钟后重复上述剂量	否	73%~84%
非特异性纤溶酶原激活物			
链激酶	150 万 U,60 分钟内静脉滴注	是	60%~68%

注:*,指 90 分钟 TIMI2~3 级。

(4)疗效评估:GUSTO-Ⅰ研究表明,TIMI 3 级血流者的预后明显好于TIMI 2 级者。TIMI 3 级血流对预测 STEMI 患者近期和远期的死亡率非常重要。因此,早期溶栓的目的就是迅速达到并维持 TIMI 3 级血流。溶栓开始后60~180 分钟内应监测临床症状、心电图 ST 段抬高和心律/心率的变化。梗死相关动脉再通的间接判定指标包括:①60~90 分钟内抬高的 ST 段至少回落50%;②cTn 峰值提前至发病 12 小时内,肌酸激酶同工酶酶峰提前到 14 小时内;③2 小时内胸痛症状明显缓解;④治疗后的 2~3 小时内出现再灌注性心律失常,如加速性室性自主心律、房室传导阻滞或束支传导阻滞,之后突然改善或消失;或者下壁 STEMI 患者出现一过性窦性心动过缓、窦房传导阻滞伴或不伴低血压。上述 4 项中,心电图变化和心肌损伤标志物峰值前移最重要。冠状动脉造影判断标准:TIMI 2 或 3 级血流表示梗死相关动脉再通,TIMI 3 级为完全性再通,溶栓失败则梗死相关动脉持续闭塞(TIMI 0～1 级)。TIMI 血流分级见表 4-3。

表 4-3　TIMI 血流分级

分级	冠状动脉造影结果
0 级	血管闭塞远端无前向血流
1 级	造影剂部分通过闭塞部位,但不能充盈远端血管床
2 级	造影剂可完全充盈梗死相关动脉远端血管床,但造影剂充盈及排空的速度较正常冠状动脉延缓
3 级	造影剂可完全充盈梗死相关动脉远端血管床,且充盈及排空的速度正常

2.PCI 治疗

近年来已经证实急诊 PCI 在 STEMI 患者中比溶栓治疗更有益处,因为 PCI 比溶栓治疗能获得更高的梗死相关动脉再通率及 TIMI 3 级血流。长期随访结果显示,急诊 PCI 患者较溶栓治疗,其死亡率、再梗死率及再缺血发生率低。心肌梗死后早期冠状动脉造影检查还可以带来额外的获益,可对发生再梗死或者心血管并发症的患者进行早期危险分层及鉴别。对于 STEMI 患者在急诊 PCI 同时行支架植入,特别是药物涂层支架,可使患者进一步获益。急诊 PCI 优于溶栓治疗,即便是转移到专科医院需要较长时间,同样优先选择急诊 PCI 治疗。研究表明,如果 STEMI 患者可在 2 小时内转运至可行 PCI 的临床中心,即使延误了开始的治疗,行 PCI 的患者较之溶栓治疗的患者也会有较好的预后。

(1)直接 PCI:指 STEMI 患者不进行溶栓治疗,而直接对梗死相关动脉进行球囊扩张和支架植入。指南对直接 PCI 推荐如下。

Ⅰ类推荐:①如果即刻可行,且能及时进行(就诊-球囊扩张时间<90 分钟),对症状发病12 小时内的 STEMI(包括正后壁心肌梗死)或伴有新出现或可能新出现左束支传导阻滞的患者应行直接 PCI。急诊 PCI 应当由有经验的医师(每年至少独立完成 50 例 PCI),并在具备条件的导管室(每年至少完成 100 例 PCI)进行。②年龄<75 岁,在发病 36 小时内出现心源性休克,病变适合血管重建,并能在休克发生 18 小时内完成者,应行直接 PCI,除非患者拒绝、有禁忌证和/或不适合行有创治疗。③症状发作<12 小时,伴有严重心功能不全和/或肺水肿(KillipⅢ级)的患者应行直接 PCI。④常规支架植入。

Ⅱa类推荐:①有选择的年龄≥75岁、在发病36小时内发生心源性休克、适于血管重建并可在休克发生18小时内进行者,如果患者既往心功能状态较好、适于血管重建并同意介入治疗,可考虑行直接PCI;②如果患者在发病12～24小时内具备以下1个或多个条件时可行直接PCI治疗:严重心力衰竭、血流动力学或心电不稳定、持续缺血的证据。

Ⅲ类推荐:①无血流动力学障碍患者,在直接PCI时不应该对非梗死相关血管进行PCI治疗;②发病>12小时,无症状、血流动力学和心电稳定的患者不宜行直接PCI治疗。

(2)转运PCI:高危STEMI患者就诊于无直接PCI条件的医院,尤其是有溶栓禁忌证或虽无溶栓禁忌证但已发病>3小时的患者,可在抗栓(抗血小板或抗凝)治疗的同时,尽快转运至可行PCI的医院。根据我国国情,也可尽快请有资质的医师到有PCI硬件条件的医院行直接PCI。STEMI患者如溶栓失败或有溶栓禁忌证时,应迅速转院行PCI,尽快开通梗死相关动脉。

(3)溶栓后紧急PCI。

Ⅰ类推荐:接受溶栓治疗的患者具备以下任何一项,推荐其接受冠状动脉造影及PCI治疗:①年龄<75岁、发病36小时内的心源性休克、适合接受再血管化治疗;②发病12小时内的严重心力衰竭和/或肺水肿(KillipⅢ级);③有血流动力学障碍的严重心律失常。

Ⅱa类推荐:①年龄≥75岁、发病36小时内已接受溶栓治疗的心源性休克、适合进行血运重建的患者,进行冠状动脉造影及PCI;②溶栓治疗后血流动力学或心电不稳定和/或有持续缺血表现者;③溶栓45～60分钟后仍有持续心肌缺血表现的高危患者,包括中等或大面积心肌处于危险状态(前壁心肌梗死,累及右心室下壁的心肌梗死或胸前导联ST段下移)的患者急诊PCI是合理的。

Ⅱb类推荐:对于不具备上述Ⅰ类和Ⅱa类适应证的中高危患者,溶栓后进行冠状动脉造影和PCI治疗的策略也许是合理的,但其益处和风险尚待进一步确定。

Ⅲ类推荐:对于已经接受溶栓治疗的患者,如果不适宜PCI或不同意接受进一步有创治疗,不推荐进行冠状动脉造影和PCI治疗。

(4)早期溶栓成功或未溶栓患者(>24小时)PCI。在对此类患者进行详细临床评估后,择期PCI的推荐指征为:①病变适宜PCI且有再发心肌梗死表现;病变适宜PCI且有自发或诱发心肌缺血表现;②病变适宜PCI且有心源性休克或血流动力学不稳定;③左心室射血分数(左心室射血分数)<0.40、心力衰竭、

严重室性心律失常,常规行 PCI;④急性发作时有临床心力衰竭的证据,尽管发作后左心室功能尚可(LVFF>0.40),也应考虑行 PCI 治疗;⑤对无自发或诱发心肌缺血的梗死相关动脉的严重狭窄于发病 24 小时后行 PCI;⑥对梗死相关动脉完全闭塞、无症状的 1~2 支血管病变,无心肌缺血表现,血流动力学和心电稳定患者,不推荐发病 24 小时后常规行 PCI。

3.CABG

对治疗急性期的 STEMI 有一定的限制,对下列情况可行急诊 CABG:①STEMI患者行 PCI 失败,如合并持续性或反复心肌缺血、心源性休克、严重心力衰竭或者有高危特征者;②对于有机械性并发症(如心室游离壁破裂、乳头肌断裂、室间隔穿孔)的 STEMI 者;③左主干狭窄>50%或三支病变,且存在危及生命的室性心律失常者;④年龄<75 岁,严重左主干病变或者三支病变,STEMI 后 36 小时发生心源性休克,并能在休克发生 18 小时内行 CABG 者;⑤STEMI 患者血流动力学不稳定和需要紧急 CABG 时机械循环支持是合理的。

抗血小板及抗凝药物在行 CABG 前应调整,指南推荐:①急诊 CABG 前阿司匹林不应用;②紧急辅助泵 CABG 前氯吡格雷或替格雷洛应至少停用 24 小时;③急诊 CABG 前 2~4 小时应停用 GPⅡb/Ⅲa 受体拮抗剂。

在临床上,如果患者出现 STEMI 的临床症状,心电图表现符合 STEMI 诊断标准,应该立即开始治疗。在这种情况下,等待血清心脏标志物检查结果是错误的,因为患者在出现症状后立即查血清标志物可能结果并不高。直接 PCI 和溶栓治疗是急诊再灌注的方法,应根据具体情况选择。

(三)药物治疗

正确选择治疗方案可以降低急性 STEMI 的死亡率。包括早期再灌注治疗(PCI 或溶栓治疗)和阿司匹林的使用和/或其他抗血小板药物、β 受体阻滞剂、血管紧张素转换酶抑制剂/血管紧张素受体拮抗剂和他汀类药物。

1.抗血小板治疗

冠状动脉内斑块破裂诱发局部血栓形成,是导致 STEMI 的主要原因。在急性血栓形成中血小板活化起着十分重要的作用,抗血小板治疗已成为急性 STEMI 的常规治疗,溶栓前即应使用。常用的抗血小板药物有:阿司匹林、P2Y12 受体抑制剂、血小板糖蛋白Ⅱb/Ⅲa 受体拮抗剂等。

(1)阿司匹林:通过抑制血小板环氧化酶使血栓素 A_2 合成减少,达到抑制血小板聚集的作用。虽然目前阿司匹林的最佳剂量仍未确定,各国指南推荐也不一样,但 STEMI 急性期所有患者只要无禁忌证,均应立即口服水溶性阿司匹林或嚼服肠溶阿司匹林，我国指南推荐负荷量300 mg，继以每天100mg长期维持。2013年美国心脏学院/美国心脏协会指南推荐负荷量162～325 mg，继以81～325 mg维持，推荐81 mg维持。

（2）P2Y12受体抑制剂：主要包括氯吡格雷、普拉格雷、替格雷洛，主要抑制ADP诱导的血小板聚集，口服后起效快。CLARITY研究和COMMIT/CCS-2研究均证实阿司匹林联合氯吡格雷优于单用阿司匹林。指南对溶栓治疗、直接PCI和溶栓后PCI使用P2Y12受体抑制剂的推荐见表4-4～表4-6。若服用P2Y12受体抑制剂治疗时，出血风险大于预期疗效导致病死率增高时，则应提前停药。对阿司匹林禁忌者，可长期服用氯吡格雷。

表4-4 指南对溶栓治疗使用氯吡格雷的推荐

溶栓治疗	推荐，证据
年龄<75岁，负荷量300 mg，维持量75 mg	Ⅰ，A
持续14天至1年	Ⅰ，A(14天) Ⅰ，C(1年)
年龄≥75岁，无负荷量，直接75 mg，维持量75 mg	Ⅰ，A
持续14天至1年	Ⅰ，A(14天) Ⅰ，C(1年)

表4-5 指南对直接PCI使用P2Y12受体抑制剂的推荐

直接PCI	推荐，证据
氯吡格雷：负荷量600 mg，维持量75 mg每天1次	Ⅰ，B
普拉格雷：负荷量60 mg，维持量10 mg每天1次	Ⅰ，B
禁用于有卒中或者TIA病史者	Ⅲ，B
替格雷洛：负荷量180 mg，维持量90 mg每天2次	Ⅰ，B
接受支架(BMS或DES)植入者，要用1年的P2Y12受体抑制剂	Ⅰ，B
未植入支架患者，应使用氯吡格雷75 mg每天1次，至少28天，条件允许者也可用至1年	Ⅱa，C

表4-6 指南对溶栓后PCI使用P2Y12受体抑制剂的推荐

溶栓后PCI	推荐，证据
氯吡格雷：溶栓时已负荷，继续75 mg维持 DES至少1年，BMS 30天至1年 未接受负荷量，溶栓后24小时内PCI者，负荷量300 mg 溶栓后24小时后PCI者，负荷量600 mg	Ⅰ，C

续表

溶栓后 PCI	推荐,证据
普拉格雷:非特异性纤溶酶原激活物溶栓 24 小时后,特异性纤溶酶原激活物	Ⅱa,B
溶栓 48 小时后,负荷量 60 mg,维持量 10 mg	Ⅲ,B
禁用于卒中和 TIA 史者	Ⅱa,B
DES 至少 1 年,BMS 30 天至 1 年	

(3)GPⅡb/Ⅲa 受体拮抗剂:是目前最强的抗血小板药物,主要有阿昔单抗、依替巴肽和替罗非班。一般用于急诊 PCI 中,一方面可以减少支架植入后的支架内血栓形成,另一方面可以减少梗死相关动脉的无复流,改善心肌供血。Meta 分析显示,急性心肌梗死 PCI 术中使用 GPⅡb/Ⅲa 受体拮抗剂可减少死亡率。指南对拟行直接 PCI 的 STEMI 患者使用 GPⅡb/Ⅲa 受体拮抗剂的推荐见表 4-7。在当前双重抗血小板治疗及有效抗凝治疗的情况下,GPⅡb/Ⅲa 受体拮抗剂不推荐常规应用,可选择性用于血栓负荷重的患者和噻吩并吡啶类药物未给予适当负荷量的患者。静脉溶栓联合 GPⅡb/Ⅲa 受体拮抗剂可提高疗效,但出血并发症增加,使用时应权衡利弊。

表 4-7 指南对直接 PCI 使用 GPⅡb/Ⅲa 受体拮抗剂的推荐

直接 PCI	推荐,证据
阿昔单抗:负荷量 0.25 mg/kg,维持量每分钟 0.125 μg/kg,最大每分钟 10 μg,维持 12 小时	Ⅱa,A
依替巴肽:负荷量 180 μg/kg×2 次,间隔 10 分钟,维持量每分钟 2 μg/kg,维持 18 小时;肌酐清除率每分钟<50 mL 者减半,禁用于透析者	Ⅱa,B
替罗非班:负荷量 25 μg/kg,维持量每分钟 0.15 μg/kg,维持 12～18 小时;肌酐清除率每分钟<30 mL 者减半	Ⅱa,B
导管室之前应用	Ⅱb,B

2.抗心肌缺血及其他药物

(1)硝酸酯类:可通过扩张血管及冠状动脉,降低心脏前负荷,增加冠状动脉血流,降低心肌氧耗量,改善心肌缺血,并可预防和解除冠状动脉痉挛。常用的硝酸酯类药物包括硝酸甘油、硝酸异山梨酯和 5-单硝酸异山梨酯。静脉滴注硝酸甘油应从低剂量(每分钟 5～10 μg)开始,酌情逐渐增加剂量(每 5～10 分钟增加 5～10 μg,最大剂量每分钟 100 μg),直至症状控制、收缩压降低 1.3 kPa(10 mmHg)(血压正常者)或 4.0 kPa(30 mmHg)(高血压患者)的有效治疗剂量。在静脉滴注硝酸甘油过程中应密切监测血压(尤其大剂量应用时),如果出现心率明显加快或收缩压<12.0 kPa(90 mmHg),应减量或停药。最初 24 小时静脉滴注硝酸甘油一般不会产生耐药性,若 24 小时后疗效减弱或消失,可酌情增加滴注剂量。硝酸酯类药物的不良反应有头痛、反射性心动过速和低血压等。当该类药物造成血压下降而限制 β 受体阻滞剂的应用时,则不应使用硝酸酯类药物。此外,硝酸酯类药物会引起青光眼患者眼压升高。

(2)β 受体阻滞剂:通过抑制交感神经系统、减慢心率、降低体循环血压和减弱心肌收缩力,以减少心肌氧耗量和改善缺血区的氧供需失衡,缩小心肌梗死面积,减少复发性心肌缺血、再梗死、室颤及其他恶性心律失常,可改善 STEMI 患者的预后。常用的 β 受体阻滞剂有阿替洛尔、美托洛尔、比索洛尔、卡维地洛等,用药期间应严格观察患者的心率及血压情况,做到个体化用药,若患者耐受良好,可转换为相应剂量的长效控释制剂。急性心肌梗死患者使用 β 受体阻滞剂的禁忌证有:①心力衰竭的体征,或未稳定的左心衰竭;②低血压;③心率<60 次/分;④其他相对禁忌证(PR 间期>0.24 秒、二度或三度房室传导阻滞、急性哮喘或反应性气道疾病、末梢循环灌注不良)。

(3)ACEI 和 ARB:ACEI 主要通过影响心室重塑、减轻心室过度扩张,从而减少充血性心力衰竭的发生,降低病死率。几项大规模临床随机试验(如 ISIS-4、GISSI-3、CCS-1 和 SMILE)已明确 STEMI 早期使用 ACEI 能降低病死率(尤其是前 6 周的病死率降低最显著),高危患者应用 ACEI 临床获益明显,前壁 STEMI 伴有左心功能不全的患者获益最大。STEMI 早期 ACEI 应从低剂量开始,逐渐加量。另外,不推荐常规联合应用 ACEI 和 ARB;对能耐受 ACEI 的患者,不推荐常规用 ARB 替代 ACEI。

(4)醛固酮受体拮抗剂:通常在 ACEI 治疗的基础上使用。对于左心室射血分数≤0.40、有症状的心力衰竭或有糖尿病的 STEMI 患者,醛固酮拮抗剂应给予已接受 β 受体阻滞剂和 ACEI 的患者。ACEI 和螺内酯联合应用较 ACEI 和 ARB 联合应用有更好的价效比,一般不建议三者联合应用。

(5)钙通道阻滞剂:主要通过降低血压、减慢心率和减弱心肌收缩力来减少心肌氧耗,但同时会反射性引起交感神经活性增高。临床研究表明,在急性心肌梗死早期或者晚期使用钙通道阻滞剂均不能降低患者的死亡率,对部分患者甚至不利。因此,指南不推荐钙通道阻滞剂作为 STEMI 的一线用药。

(6)他汀类药物:除调脂作用外,他汀类药物还具有抗炎、改善内皮功能、减少炎症反应、稳定斑块、改善糖耐量、抑制血小板聚集、逆转左心室肥厚等作用。

因此,指南推荐:①所有无禁忌证的 STEMI 患者入院后应尽早开始强化他汀类药物治疗;②24 小时内明确 STEMI 患者血脂情况是合理的;③所有 STEMI 患者均应使用他汀类药物使低密度脂蛋白胆固醇目标值达到<2.6 mmol/L(100 mg/dL)。调脂治疗不仅对血脂异常的 STEMI 患者有益,对血脂正常,甚至基线低密度脂蛋白胆固醇<1.8 mmol/L(70 mg/dL)的患者仍有益。低密度脂蛋白胆固醇达标后,长期维持治疗有利于冠心病的二级预防。

(四)干细胞移植

目前干细胞移植治疗大多采用骨髓间充质干细胞或骨骼肌成纤维细胞。Meta 分析表明干细胞移植治疗 STEMI 可轻度提高患者左心室射血分数。但由于样本量较小,不同临床试验结果存在较大差异,大部分临床终点(如死亡、靶血管血运重建、因心力衰竭再次住院率等)均无显著改善,因此,安全性和有效性尚需多中心、大样本随机双盲对照研究证实,目前不宜作为常规治疗选择。尽管目前干细胞在心肌再生的动物和临床试验中取得了令人鼓舞的结果,但是干细胞治疗心肌梗死目前仍处于起步阶段,仍有许多问题亟待解决。

(五)并发症及处理

1.心力衰竭和心源性休克

(1)心力衰竭:多见于大面积心肌梗死的患者,如广泛前壁心肌梗死。左心室舒张功能不全可导致肺静脉高压及肺淤血,收缩功能不全可导致心排血量明显降低与心源性休克。急性左心衰竭时患者常表现为烦躁、呼吸困难、端坐呼吸、面色发绀、咳粉红色泡沫痰,血压增高、心率增快,听诊两肺满布湿啰音及哮鸣音,第一心音减弱、肺动脉瓣第二心音亢进及奔马律。如病情进一步发展,血压可持续性下降,直至心源性休克甚至死亡。

(2)心源性休克:是急性心肌梗死后泵衰竭最严重的并发症。绝大多数是由于梗死后心肌坏死所致,但也有部分是机械性因素引起,如游离壁破裂、假性动脉瘤破裂、室间隔穿孔或乳头肌断裂等。患者呈严重的低血压及低灌注状态,表现为意识不清、四肢厥冷、少尿等。心源性休克患者死亡率极高,预后极差。

综上,急性左心衰竭和心源性休克是 STEMI 的严重并发症,是致命性的,必须立即进行有效处理。

2.心律失常

由于心肌严重缺血,导致心肌细胞电不稳定性,STEMI 患者可发生室性期前收缩、室性心动过速、心室颤动或加速自主心律等;窦性心动过缓,有时伴有房室传导阻滞与低血压,可能与迷走神经活动性增强有关;交感神经兴奋可引起窦性心动过速、房性期前收缩、心房纤颤等;缺血性损伤可发生房室传导阻滞或室内传导阻滞。应及时消除心律失常,以免演变为严重的恶性心律失常甚至猝死。首先应排除患者是否存在再发心肌梗死、严重电解质紊乱和代谢异常等诱因。发生心室颤动或持续多形性室性心动过速时,应尽快非同步直流电除颤;持续单形性室性心动过速可先予以药物治疗,如胺碘酮 150 mg 静脉推注,然后每分钟 1 mg,6 小时后每分钟 0.5 mg 维持,或者利多卡因 50～100 mg 静脉推注,必要时重复;频发室性期前收缩、非持续性室速也可使用利多卡因;对窦性心动过缓者可给予阿托品 0.5～1.0 mg 静脉推注,3～5 分钟可重复,最大量 2～3 mg;高度房室传导阻滞或严重的束支传导阻滞可行临时起搏。

3.其他

STEMI 后其他并发症,包括再发胸部不适、缺血及再梗死、机械并发症(如左心室游离壁破裂、室间隔穿孔、乳头肌功能不全或断裂等)等。此外,心包积液、心肌炎及 Dressler 综合征也可能发生。STEMI 患者(尤其是前壁 STEMI)5%～10%发生左心室室壁瘤,心电图可出现 ST 段持续抬高,应及时行超声心动图明确。

(六)二级预防

所有 STEMI 患者出院前应接受健康教育,包括生活方式改变和药物治疗。STEMI 患者的家属应监督患者进行生活方式的改变,STEMI 患者及家属同时还应学会识别常见心脏病(如心绞痛、心肌梗死)的症状及院前处理措施。STEMI 患者出院后,应继续进行科学合理的二级预防,以降低心肌梗死复发、心力衰竭及心源性死亡等主要不良心血管事件的危险性,并改善患者的生活质量。STEMI 患者的二级预防措施包括生活方式改善、药物治疗及心血管危险因素的综合防控。

1.生活方式改变

(1)戒烟:吸烟是一项主要的危险因素。在 STEMI 患者住院期间,烟草依赖者常常能主动或被动的暂时停止吸烟,而出院后能否永久戒烟并避免被动吸烟是戒烟能否成功的关键。医务人员应在出院前对 STEMI 患者及家属进行宣教,指导并制订正规的戒烟计划,督促其戒烟,必要时可给予适当的药物治疗(尼古丁替代品等)。

(2)运动:适量的运动对 STEMI 患者是有益的,指南推荐 STEMI 患者以运动锻炼为主的心脏康复训练。STEMI 患者出院前应做运动耐量评估,并制订个体化运动方案。对病情稳定的患者建议每天进行 $30\sim60$ 分钟中等强度的有氧运动(如快步行走等),每周至少坚持 5 天,应循序渐进,避免过度运动。

(3)控制体重:肥胖是一项重要的危险因素。出院前及出院后随诊时应监测体重,并建议其通过合理饮食与运动将体重指数控制在 $24\ kg/m^2$ 以下。

2.药物治疗

(1)抗血小板治疗:若无禁忌证,所有 STEMI 患者出院后均应长期服用阿司匹林(每天 $75\sim150\ mg$)治疗。

(2)ACEI 和 ARB:若无禁忌证,所有伴有心力衰竭(左心室射血分数 <0.40)、高血压、糖尿病或慢性肾脏疾病的 STEMI 患者均应长期服用 ACEI 治疗。

(3)β 受体阻滞剂:在 STEMI 患者二级预防中的价值已经被广泛证实。若无禁忌证,所有 STEMI 患者均应长期服用 β 受体阻滞剂治疗,并根据患者耐受情况确定个体化的治疗剂量。

(4)醛固酮拮抗剂:无明显肾功能损害和高血钾的 STEMI 患者,经过有效剂量的 ACEI 与 β 受体阻滞剂治疗后其左心室射血分数 <0.40,可考虑应用醛固酮拮抗剂治疗,但须密切观察相关不良反应(特别是高钾血症)的发生。

3.控制心血管危险因素

(1)控制血压:STEMI 患者出院后应继续进行有效的血压管理。对于一般患者,应将其血压控制于 $<18.7/12.0\ kPa(140/90\ mmHg)$,合并慢性肾病者应将血压控制于 $<17.3/10.7\ kPa(130/80\ mmHg)$。近来有证据显示,冠心病患者血压水平与不良事件发生率之间可能存在 J 形曲线关系,即血压水平过高或过低均可对其预后产生不利影响,因此在保证血压(特别是收缩压)达标的前提下,需避免患者舒张压 $<9.3\ kPa(70\ mmHg)$。

(2)调脂治疗:STEMI 患者出院后应坚持使用他汀类药物,将低密度脂蛋白胆固醇控制在 $<2.60\ mmol/L(100\ mg/dL)$,并可考虑达到更低的目标值[低密度脂蛋白胆固醇 $<2.08\ mmol/L(80\ mg/dL)$]。对于合并糖尿病者,应将低密度脂蛋白胆固醇控制在 $<2.08\ mmol/L(80\ mg/dL)$ 以下。达标后需要进行随访来调整剂量,不可盲目停药或减小剂量。

(3)血糖管理:对所有 STEMI 患者均应询问其有无糖尿病病史,并常规检测空腹血糖,对糖尿病患者应严格控制血糖。

(4)植入式心脏除颤器的应用:对于心脏性猝死复苏成功者,植入式心脏除颤器可以显著降低其心脏性死亡发生率及总病死率。研究显示,以下两类患者使用植入式心脏除颤器可以显著获益:①左心室射血分数<0.40,且伴有自发非持续性室速和/或电程序刺激可诱发出单形持续性室速者;②STEMI至少40天后患者仍存在心力衰竭症状(NYHA心功能Ⅱ～Ⅳ级),且左心室射血分数<0.30者。STEMI后虽经最佳药物治疗仍存在轻度心力衰竭症状且左心室射血分数<0.35者也可考虑植入式心脏除颤器。为保证患者心功能有充分的时间恢复,应在STEMI患者接受血运重建至少3个月后方需评估其是否需要植入式心脏除颤器。

第二节　非 ST 段抬高型心肌梗死

一、病因和发病机制

非 ST 段抬高型心肌梗死患者共同的病理生理机制主要包括以下两种。①斑块破裂:导致急性、非闭塞性的血栓形成;②斑块腐蚀:以血栓黏附于斑块表面而无斑块破裂为特征,尸检发现这种斑块腐蚀在非 ST 段抬高型心肌梗死中占 25%～40%,女性多于男性。

(一)斑块破裂

动脉粥样硬化病变存在于全身所有主要的血管,主要包括脂核和纤维帽。与稳定斑块相比,具有破裂危险的易损斑块形态学特征有:①大而富含脂质的核心(≥40%斑块体积);②胶原和平滑肌细胞缺少的薄纤维帽,血管外层扩张伴正向重塑;③纤维帽、脂质核心周围炎性细胞浸润(单核-巨噬细胞、T 细胞、树突状细胞、脱颗粒的肥大细胞等);④斑块内新生血管增加及斑块内出血。斑块破裂的主要机制包括:单核巨噬细胞或肥大细胞分泌的蛋白酶(如胶原酶、凝胶酶、基质溶解酶等)消化纤维帽;斑块内 T 细胞通过合成 γ-干扰素抑制平滑肌细胞分泌间质胶原,使斑块纤维帽变薄;动脉壁压力、斑块位置和大小、血流对斑块表面的冲击;冠状动脉内压力升高、血管痉挛、心动过速时心室过度收缩和扩张所产生的剪切力及斑块滋养血管破裂,诱发与正常管壁交界处的斑块破裂。斑块的大小、管腔的狭窄程度与斑块破裂的危险程度无关,回顾性分析发现,近 2/3 的斑块破裂发生在管腔狭窄<50%的部位,几乎所有破裂发生在管腔狭窄<70%的部位。同时,冠状动脉造影发现,具有相同斑块数目及冠状动脉狭窄程度的患

者,有些患者可长期无症状,而有些患者能发生严重的心脏事件。非 ST 段抬高型心肌梗死患者通常存在多部位斑块破裂,因此多种炎症、血栓形成及凝血系统激活的标志物增高。

(二)斑块腐蚀

通常指血栓黏附于斑块表面(无斑块破裂),但斑块与血栓连接处内皮缺失。这些斑块通常被认为相对容易形成血栓,但实际上,血栓发生的诱因常位于斑块外部,而并非斑块本身。多见于女性、糖尿病和高血压患者,易发生于轻度狭窄和右冠状动脉病变处。

继发性非 ST 段抬高型心肌梗死患者常有稳定型冠心病病史,冠状动脉外疾病导致心肌氧需与氧供不平衡,剧烈活动、发热、心动过速(如室上性心动过速、房颤伴快速心室率)、甲状腺功能亢进、高肾上腺素能状态、精神压力、睡眠不足、过饱进食、左心室后负荷增高(高血压、主动脉瓣狭窄)等均可增加心肌需氧量;而低血压、严重贫血、正铁血红蛋白血症及低氧血症等减少心肌氧供。另外,少数非 ST 段抬高型心肌梗死由非动脉硬化性疾病所致(如动脉炎、外伤、夹层、血栓栓塞、先天异常、滥用可卡因或心脏介入治疗并发症等)。

二、临床表现

(一)症状

绝大多数非 ST 段抬高型心肌梗死患者有典型的缺血性心绞痛表现,通常表现为深部的、定位不明确的、逐渐加重的发作性胸骨后或者左胸部闷痛,紧缩感,可放射至左侧颈肩部、手臂及下颌部等,呈间断性或持续性,通常因体力活动和情绪激动等诱发,常伴有出汗、恶心、呼吸困难、窒息甚至晕厥,一般可持续数分钟至 20 分钟,休息后可缓解。以加拿大心血管病学会的心绞痛分级为判断标准,不稳定型心绞痛患者的临床特点包括:①静息时心绞痛发作>20 分钟(不服用硝酸甘油的情况下);②初发心绞痛:严重、明显及新发心绞痛(就诊前 1 个月内),表现为自发性心绞痛或劳力性心绞痛;③恶化型心绞痛:原来的稳定型心绞痛最近 1 个月内症状加重,时间延长及频率增加。表现为不稳定型心绞痛的患者,如心肌损伤标志物(如肌酸激酶同工酶、cTn)阳性,则应考虑非 ST 段抬高型心肌梗死。

心绞痛发作时伴低血压或心功能不全,常提示预后不良。贫血、感染、炎症、发热和内分泌紊乱(特别是甲状腺功能亢进)易促进疾病恶化与进展。非 ST 段抬高型心肌梗死的不典型临床表现有:右胸或者肩胛部疼痛、胸背部疼痛、牙痛、咽痛、上腹隐痛、消化不良、胸部针刺样痛或仅有呼吸困难等(图 4-1),这些常见于老年、女性、糖尿病、慢性肾功能不全或痴呆症患者,应注意鉴别。临床缺乏典型胸痛,特别是当心电图正常或临界病变时,常易被忽略和延误治疗,应注意连续观察。

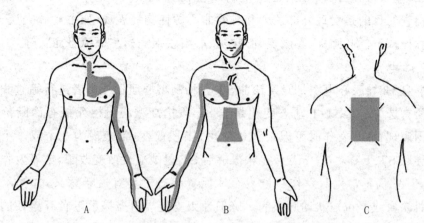

图 4-1　常见心绞痛部位及不典型心绞痛部位

(二)体征

绝大多数非 ST 段抬高型心肌梗死患者无明显的体征。但常有出汗、焦虑,甚至坐立不安、期前收缩增多、心率加快等情况。患者血压通常正常,但如果患者疼痛和/或焦虑严重,血压会由于肾上腺素释放而增高。不稳定型心绞痛患者体温通常不高,但心肌梗死患者(包括 STEMI 和非 ST 段抬高型心肌梗死)通常在心肌梗死 4~8 小时后出现低热,持续 4~5 天。心脏听诊常无阳性体征,但如出现第一心音减弱,则要注意有无急性左心功能不全或者房室传导阻滞的存在;第四心音常在胸骨旁能听到,表明左心室顺应性降低;如出现全收缩期杂音,应考虑有无二尖瓣反流。高危患者心肌缺血引起心功能不全时,可有新出现的肺部啰音或啰音增加、第三心音。

三、诊断和鉴别诊断

(一)诊断

1.病史及体格检查

(1)病史:对病史认真的询问是明确胸痛患者诊断的重要部分,大约 80% 的非 ST 段抬高型心肌梗死患者有冠状动脉疾病史,且本次胸痛发作常有诱因,如过量运动、情绪激动等,但是许多非 ST 段抬高型心肌梗死症状不典型,因此单纯的依赖病史是不够的。尽管典型心绞痛的胸部不适常被描述为胸闷或压迫感,但研究发现缺血相关胸痛的患者中有 1/4 表现为锐痛或刺痛。所有非 ST 段抬高型心肌梗死患者中 13% 表现为胸膜炎样疼痛,7% 触诊时可产生疼痛。

(2)体格检查:绝大多数是正常的,包括胸部检查、听诊、心率及血压测定。体格检查的目的是发现外部诱因和排除非心源性胸痛表现(如主动脉夹层、急性肺动脉栓塞、气胸、肺炎、胸膜炎、心包炎、心瓣膜疾病),焦虑惊恐症状等。

2.心电图

静息 12 导联心电图是对疑诊非 ST 段抬高型心肌梗死患者进行筛查和评估的重要首选方法。ST-T 动态变化是非 ST 段抬高型心肌梗死最有诊断价值的心电图表现:症状发作时可记录到一过性 ST 段改变(常表现为 2 个或 2 个以上相邻导联 ST 下移≥0.1 mV),症状缓解后 ST 段缺血性改变改善,或者发作时倒置 T 波呈"伪正常化",发作后恢复至原倒置状态更具有诊断意义,并提示有急性心肌缺血或严重冠状动脉疾病。陈旧性束支传导阻滞提示患者有潜在的冠状动脉疾病,但新出现的或可能为新出现的束支传导阻滞是高危患者的标志。有无症状时均应记录心电图,症状发作时的 12 导联心电图非常有价值。必要时应将不同时间的心电图做前后比较,如果有动态 ST-T 变化,应考虑可能存在非 ST 段抬高型心肌梗死。但有胸痛症状的患者即使心电图正常也不能除外非 ST 段抬高型心肌梗死。研究发现,60% 的非 ST 段抬高型心肌梗死患者心电图无变化。

发作时心电图显示胸前导联 T 波对称性深倒置并呈动态改变,多提示左前降支严重狭窄。有冠心病病史的患者如出现胸前导联和/或 aVL 导联的 ST 段改变时应加做后壁导联心电图,以明确是否存在后壁心肌梗死。变异型心绞痛常呈一过性 ST 段抬高。胸痛明显发作时心电图完全正常,还需考虑非心源性胸痛。非 ST 段抬高型心肌梗死的心电图 ST 段压低和 T 波倒置比不稳定型心绞痛更加明显和持久,并可有一系列演变过程(如 T 波倒置逐渐加深,再逐渐变浅,部分还出现异常 Q 波)。约 25% 的非 ST 段抬高型心肌梗死可演变为 Q 波心肌梗死,其余 75% 则为非 Q 波心肌梗死。反复胸痛的患者需进行连续多导联心电图监测,才能发现 ST-T 波变化及无症状性心肌缺血。

心电图不仅对非 ST 段抬高型心肌梗死的诊断非常关键,其类型及变化幅度也能为预后提供重要参考信息。ST 段压低的患者在未来 6 个月内死亡风险最大;仅有单纯的 T 波变化的患者相比心电图正常的患者,长期风险并不增加;ST 段压低的患者,随着压低的程度及 ST 段最低水平点的数目增加,其死亡风

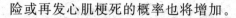

险或再发心肌梗死的概率也将增加。

3.心肌损伤标志物

心肌细胞损伤后坏死，细胞膜完整性破坏，导致这些细胞内大分子释放入循环血液，从而能够被检测到。主要的心肌坏死标志物包括肌红蛋白、肌酸激酶、肌酸激酶同工酶、心肌肌钙蛋白（cTnT、cTnI），在非 ST 段抬高型心肌梗死患者的诊断和预后判断中十分重要。

（1）肌酸激酶、肌酸激酶同工酶：迄今为止，肌酸激酶、肌酸激酶同工酶仍是评估胸痛患者的重要生化指标。但由于它们在正常患者血中也有一定低水平的浓度；除心脏外还存在于其他组织中，特别是骨骼肌；这些特点限制了它们的预测价值。

（2）cTnT、cTnI：与传统的心肌酶（如肌酸激酶、肌酸激酶同工酶）相比，cTn 具有更高的特异性和敏感性，是理想的心肌坏死标志物。cTn 在正常人体的血液中含量极少，因此具有高度的特异性。cTn 的检测使我们能够发现 1/3 的肌酸激酶同工酶正常的不稳定型心绞痛患者的心肌坏死，目前已成为非 ST 段抬高型心肌梗死患者诊断和危险分层的必备条件，也为非 ST 段抬高型心肌梗死的早期诊断和预后提供了新的评估内容。高敏肌钙蛋白敏感性为 cTn 的 10～100 倍，胸痛发作 3 小时后即可检测到，因此，2011 年指南首次推荐高敏肌钙蛋白对非 ST 段抬高型心肌梗死患者进行快速诊断筛查。

床旁生化标志物能快速提供非 ST 段抬高型心肌梗死的早期诊断及治疗指导。如果症状发作后 3～4 小时内 cTn 测定结果为阴性，应该在症状出现后 6～9/12～24 小时再次监测。但是 cTn 升高也可见于以胸痛为表现的主动脉夹层和急性肺动脉栓塞、非冠状动脉性心肌损伤（如慢性和急性肾功能不全、严重心动过速和过缓、严重心力衰竭、心肌炎、脑卒中、骨骼肌损伤及甲状腺功能减退等疾病），应注意鉴别。

4.影像学检查

冠状动脉 CTA 推荐用于没有明确冠心病病史、肾功能正常者检查，应考虑 CT 检查的辐射及造影剂对患者的影响。超声心动图能发现严重心肌缺血引起的左心室射血分数（左心室射血分数）降低和室壁节段性运动异常。利用影像学技术（如 MRI、PET 等）能进行心肌核素显像，评价心肌灌注、心肌细胞活力及心功能。

(二)鉴别诊断

主动脉夹层是首先要鉴别的疾病，当夹层累及冠状动脉开口时可伴发急性冠状动脉综合征,心脏彩超、主动脉增强 CT 有助于鉴别。肺动脉栓塞常表现为突发呼吸困难、胸痛、咯血、晕厥等,血气分析、D-二聚体、肺动脉 CT 有助于鉴别。还应与以下疾病相鉴别。①其他心脏疾病:如心包炎、肥厚型心肌病伴发的非典型心绞痛;②骨骼肌肉疾病:颈椎、肩部、肋、胸骨等骨骼肌损伤,可表现为非特异性胸部不适,类似心绞痛的症状,但通常为局部疼痛;③病毒感染,如带状疱疹;④消化道疾病:如食管反流伴痉挛、消化道溃疡、胆囊炎等,常与心绞痛混淆;⑤胸腔内疾病:如肺炎、胸膜炎、气胸等都可导致胸部不适;⑥神经精神相关疾病:可表现为惊恐发作及过度通气,也可被误认为非 ST 段抬高型心肌梗死。

四、治疗和预后

非 ST 段抬高型心肌梗死冠状动脉病变为未完全闭塞的富含血小板的白血栓,纤维蛋白溶解剂可进一步激活血小板和凝血酶,促进血栓再形成,从而使原来未完全闭塞冠状动脉病变完全闭塞,使非 ST 段抬高型心肌梗死恶化为 STEMI,甚至发生死亡。因此,非 ST 段抬高型心肌梗死不宜溶栓治疗,而是进一步评估发展为心肌梗死和死亡的潜在危险程度,并根据危险度分层采取不同的治疗策略。

(一)危险分层

对非 ST 段抬高型心肌梗死患者进行危险分层有助于早期干预策略的选定,同时也能早期发现高危患者并给予积极药物或早期介入治疗,降低不良心血管事件的发生率,节约后期治疗的投入。因此,早期危险分层已成为非 ST 段抬高型心肌梗死处理策略的首要任务。一般来讲,危险分为血栓事件所导致的急性期危险,与基于动脉粥样硬化程度的远期危险。风险评估应根据具体情况个体化进行,并分为早期风险评估和出院前风险评估,前者目的是明确诊断并识别高危患者,以采取不同的治疗策略(保守或血运重建),并初步评估早期预后;后者则着眼于中远期严重心血管事件的复发,以选择合适的二级预防。

1.早期风险评估

评估患者的风险,包括冠状动脉疾病发生危险因素在内的年龄、性别、冠状动脉疾病家族史、吸烟史、血脂异常、高血压、糖尿病、肾功能障碍、既往冠状动脉疾病病史和吸毒史。12 导联心电图、心肌损伤标志物及炎性标志物(C 反应蛋白、纤维蛋白原、IL-6)都是进行危险分层的重要辅助检查手段。指南要求对疑似非 ST 段抬高型心肌梗死的患者,应据病史、症状、体格检查、心电图和生物标志物结果进行诊断及短期缺血/出血危险分层。患者早期死亡及心血管事件的风险评估是一个复杂的过程,并非一成不变。大量研究结果显示,cTn 浓度升高有重要的判断意义,而且治疗获益与 cTn 水平有持续的相关性。对 cTn 阴性的非 ST 段抬高型心肌梗死患者,高敏 C 反应蛋白升高程度可预测其 6 个月至 4 年的死亡风险。研究表明 N-末端 B 型利钠肽原水平与非 ST 段抬高型心肌梗死患者死亡率密切相关,连续测量 N-末端 B 型利钠肽原水平与单次测量相比显著增加其预测价值。BNP 和/或 N-末端 B 型利钠肽原与其他风险评分系统(TIMI 积分系统)联合使用,则可提高评估非 ST 段抬高型心肌梗死患者预后的价值。对低危患者可考虑负荷试验,中低危患者可考虑冠状动脉 CTA 检查。

(1)缺血评估:非 ST 段抬高型心肌梗死风险评估涉及多个因素,可采用多种方法进行危险分层,目前多采用 TIMI 积分系统。Antman 等开发的 TIMI 风险评分是一种简单的工具,由就诊时 7 个方面的分数总和决定,有下述情况者分别计 1 分:年龄≥65 岁、至少 3 个冠心病危险因素、既往冠状动脉狭窄≥50%、心电图有 ST 段变化、24 小时内至少有 2 次心绞痛发作、7 天内曾使用过阿司匹林、心肌坏死标志物水平升高。随着 TIMI 风险得分的增加,联合终点(14 天全因死亡率、新发或复发心肌梗死或复发心肌缺血需要行血运重建治疗)的发生率也相应增加(表 4-8)。

(2)出血评估:非 ST 段抬高型心肌梗死既存在缺血导致的心血管风险,同时也存在使用抗凝、抗血小板药物导致的出血风险(如消化道出血、脑出血等)。

表 4-8 TIMI 危险积分及心血管事件风险

危险因素:	心血管事件风险 *	
(有下述情况者各计 1 分)	危险因素分值	发生率(%)
年龄≥65 岁	0~1	4.7
≥3 个冠心病危险因素		
既往冠状动脉狭窄≥50%	2	8.3
24 小时内≥2 次心绞痛发作	3	13.2
既往 7 天内使用阿司匹林	4	19.9
ST 段改变	5	26.2
心肌坏死标志物阳性	6	41

注:*,心肌梗死、心源性死亡、持续缺血;低危:0~2 分;中危:3~4 分;高危:5~7 分。

2.出院前风险评估

出院前危险分层主要着眼于中远期再发严重冠状动脉事件的风险评估。应就临床病程的复杂性、左心室功能、冠状动脉病变严重程度、血运重建状况及残余缺血程度进行仔细评估,以选择适当的二级预防(具体见"二级预防"),减少再住院率,提高患者的生存率及生活质量。

(二)药物治疗

药物治疗是非 ST 段抬高型心肌梗死患者抗心肌缺血的基础措施和最重要的内容之一,不仅可缓解缺血症状,更重要的是改善预后,提高远期生存率。

1.抗缺血和抗心绞痛药物治疗

(1)硝酸酯类药物:主要通过介导一氧化氮的产生,刺激鸟苷酸环化酶增加循环环鸟苷酸水平,减少缩血管物质,扩张静脉血管,降低心脏前负荷,减少心肌氧需量。同时扩张冠状动脉血管,增加冠状动脉血流。所有血流动力学稳定的胸痛患者应在进行心电图检查后给予舌下含服硝酸甘油片剂。早期的心电图检查对于观察是否存在动态演变及右心室梗死是非常重要的。如果存在右心室梗死,硝酸酯类应禁用。硝酸酯类主要的不良反应为低血压及反射性心动过速,从而增加心肌氧耗量。如患者症状缓解不满意需应用其他治疗,如 β 受体阻滞剂和静脉硝酸酯类药物,硝酸酯类药物与 β 受体阻滞剂联合应用可以增强抗心肌缺血作用,并相互抵消药物的不良反应(例如心动过速)。磷酸二酯酶抑制剂能明显加强和延长硝酸甘油介导的血管扩张,可导致严重的低血压、心肌梗死甚至死亡。急性期持续给予硝酸酯类药物可能会由于巯基消耗而出现耐药,因此,应维持每天至少 8 小时的无药期。硝酸酯类药物可以减轻症状和心肌缺血程度,但并不能降低死亡率。硝酸酯类对非 ST 段抬高型心肌梗死患者远期临床终点事件的影响尚缺乏随机双盲实验证实。

(2)β 受体阻滞剂:通过减慢心率、降低体循环血压和减低心肌收缩力从而降低心肌氧耗量,改善缺血区氧供;同时,通过延长心肌有效不应期,提高心室颤动阈值,可减低恶性心律失常发生率。β 受体阻滞剂在缓解心绞痛症状的同时,还能降低急性期患者的死亡率。因此,非 ST 段抬高型心肌梗死患者排除禁忌后应早期(24 小时内)给予口服的 β 受体阻滞剂,并将其作为常规治疗,从小剂量开始,逐渐加量,注意观察患者的心率及血压。口服药治疗要将静息心率降至50~60 次/分。首选具有心脏选择性的 β 受体阻滞剂,有阿替洛尔、美托洛尔、比索洛尔、卡维地洛等。如患者不能耐受 β 受体阻滞剂,可考虑应用非二氢吡啶类钙通道阻滞剂。非 ST 段抬高型心肌梗死患者使用 β 受体阻滞剂的禁忌证:①心力衰竭的体征,或未稳定的左心衰竭;②低心排状态;③发生心源性休克的危险性高;④其他相对禁忌证(PR 间期>0.24 秒,二度或三度房室传导阻滞,急性哮喘或反应性气道疾病)。

(3)肾素-血管紧张素-醛固酮系统抑制剂:主要作用机制是通过影响心肌重

构、减轻心室过度扩张而减少充血性心力衰竭的发生。大量临床试验证实,血管紧张素转换酶抑制剂可以对非 ST 段抬高型心肌梗死患者发挥心肌保护作用,并降低左心室收缩功能障碍者、糖尿病伴左心功能不全者和包括左心室功能正常的高危患者的死亡率。随访显示在心肌梗死伴心功能不全患者中使用 ACEI,死亡率和住院率的长期受益可维持 10～12 年。研究证实血管紧张素受体阻滞剂对于心肌梗死后高危患者与 ACEI 同样有效,对于不能耐受 ACEI 的患者可使用 ARB 替代,但联合使用 ACEI 和 ARB 可增加不良事件。EPHESUS 研究显示选择性醛固酮受体阻滞剂可降低心肌梗死合并心功能不全或糖尿病患者的致残率和死亡率。在无禁忌证的情况下,抗凝、抗血小板治疗后血压稳定即可开始使用,剂量和时限根据患者情况而定,一般从小剂量开始,逐渐增加,长期应用。

(4)钙通道阻滞剂:主要通过减轻心脏后负荷、降低心肌收缩力、减慢心率,从而缓解心绞痛症状和/或控制血压,但目前尚无证据显示钙通道阻滞剂可以改善非 ST 段抬高型心肌梗死患者的长期预后。主要不良反应为头痛、脸红、低血压、反射性心动过速及周围血管扩张导致的心肌氧耗量增加。因短效钙通道阻滞剂能引起血压波动及交感兴奋,故禁用于非 ST 段抬高型心肌梗死患者。指南推荐:①在应用 β 受体阻滞剂和硝酸酯类药物后患者仍然存在心绞痛症状或难以控制的高血压,可加用长效的二氢吡啶类钙通道阻滞剂;②如患者不能耐受 β 受体阻滞剂,应将非二氢吡啶类钙通道阻滞剂与硝酸酯类合用;③非二氢吡啶类钙通道阻滞剂不宜用于左心室收缩功能不良的非 ST 段抬高型心肌梗死患者,并尽量避免与 β 受体阻滞剂合用。

(5)吗啡:对于硝酸酯类药物不能控制胸痛的非 ST 段抬高型心肌梗死患者,如无禁忌证可予静脉应用吗啡控制缺血症状。虽然吗啡也在血流动力学方面带来益处,其最主要的益处仍然是缓解疼痛和抗焦虑,从而使患者平静,减少儿茶酚胺的释放,对非 ST 段抬高型心肌梗死患者有潜在的益处。但镇痛的作用可能掩盖持续心肌缺血的表现。因此,对于应用吗啡后症状缓解的患者,应密切观察是否存在持续心肌缺血的证据,以免延误治疗。

2.抗凝治疗

非 ST 段抬高型心肌梗死患者的初始治疗给予阿司匹林及足量的静脉肝素,能使心肌梗死及死亡的发生危险降低 30%～40%。有证据显示,在抗血小板基础上联合抗凝治疗较单一用药更为有效。抗凝和双联抗血小板治疗被推荐为非 ST 段抬高型心肌梗死初始阶段的一线用药。因此,所有非 ST 段抬高型心肌梗死患者如无禁忌证,均应接受抗凝治疗。

(1)低分子量肝素:肝素和低分子量肝素间接抑制凝血酶的形成和活性,从而减少血栓的形成和促进血栓的溶解。与普通肝素相比,低分子量肝素有更高的抗 Ⅹ a/Ⅱ a活性比。低分子量肝素的优势在于无须监测,可皮下注射给药。各种低分子量肝素之间是有差别的,它们的抗 Ⅹ a/Ⅱ a 活性不同。这种差别是否意味着治疗获益的差别目前尚不清楚,但在非 ST 段抬高型心肌梗死患者的治疗中依诺肝素是唯一有证据优于普通肝素的低分子量肝素。

(2)磺达肝癸钠:是目前临床使用的唯一选择性 Ⅹ a 因子抑制剂,为人工合成戊糖,通过抗凝血酶介导选择性抑制 Ⅹ a 因子,对凝血酶本身无抑制作用。在 OASIS 5 研究中,磺达肝癸钠较依诺肝素在 30 天和 6 个月的严重出血发生率都有显著降低,6 个月联合终点事件发生率也显著降低,但磺达肝癸钠组 PCI 术中导管内血栓发生率高于依诺肝素组,因此,对于 PCI 术前使用磺达肝癸钠治疗的患者,术中应在此基础上加用标准剂量普通肝素或 GPⅡb/Ⅲa 受体拮抗剂。

(3)直接凝血酶抑制剂:比伐芦定是一种人工合成的拟水蛭素,能够可逆性地结合凝血酶,从而抑制血栓的形成。ACUITY 研究比较了比伐芦定和肝素合并糖蛋白Ⅱb/Ⅲa(GPⅡb/Ⅲa)受体拮抗剂的疗效。在术前接受氯吡格雷负荷组的患者中,单独使用比伐芦定的缺血发生率低于联合使用肝素和 GPⅡb/Ⅲa 受体拮抗剂,且严重出血事件的发生率降低。但在术前未接受氯吡格雷负荷治疗的患者中,单独使用比伐芦定的联合缺血终点事件发生率高于肝素合并 GPⅡb/Ⅲa 受体拮抗剂治疗组。因此,比伐芦定推荐用于非 ST 段抬高型心肌梗死患者需急诊或择期 PCI 术的抗凝替代治疗。

(4)华法林:一些临床试验将长期口服华法林抗凝加用或不加用阿司匹林及单独应用阿司匹林进行了比较,目前的研究结果并不能明确说明非 ST 段抬高型心肌梗死患者在阿司匹林的基础上加用华法林长期抗凝能够带来获益。目前非 ST 段抬高型心肌梗死的治疗中并不推荐服用华法林,但对有明确使用华法林指征的非 ST 段抬高型心肌梗死患者(中高危心房颤动、人工机械瓣或静脉血栓栓塞者),可与阿司匹林和/或氯吡格雷合用,但需严密监测,建议将国际标准化比值控制在 2.0~2.5。

3.抗血小板治疗

(1)阿司匹林:通过不可逆的抑制血小板环氧化酶减少血栓素 A_2 的生成,从而抑制血小板的活化。在所有阿司匹林的临床研究中,针对非 ST 段抬高型心肌梗死的治疗作用最为突出。所有入院的非 ST 段抬高型心肌梗死患者,如无禁忌,立即给予阿司匹林。对于植入支架的患者,则建议使用较大剂量的阿司匹林维持,依据支架获准的临床试验,并根据出血风险和研究资料的更新,建议初始剂量为每天 150~300 mg,金属裸支架植入术后维持 1 个月,药物洗脱支架植入术后维持 3 个月。阿司匹林的治疗不仅能够在急性期带来获益,长期治疗还可以带来长期益处。因此,阿司匹林是非 ST 段抬高型心肌梗死患者抗血栓治疗的基石。

(2)P2Y12 受体拮抗剂:噻氯吡啶和氯吡格雷均为 ADP 受体拮抗剂,通过特异性抑制 P2Y12-ADP 受体而阻断 ADP 诱导的血小板激活途径,从而抑制血小板的活化和聚集。噻氯吡啶的不良反应(血小板减少、骨髓衰竭等)限制了其使用,氯吡格雷成为应用最广泛的 P2Y12 受体拮抗剂。由于达到完全的抗血小板作用需要一段时间,现有的研究表明给予 1 次负荷剂量氯吡格雷可缩短达到有效抗血小板效果的时间。随着负荷剂量的增加,对血小板抑制的程度增加、发挥作用所需的时间缩短,但最佳的负荷剂量尚未确定。氯吡格雷不可逆的抑制血小板 P2Y12-ADP 受体,从而抑制血小板活性。CAPRIEC 研究结果显示氯吡格雷的疗效等于或大于阿司匹林。作为合理的二级抗血小板药物,当患者存在阿司匹林禁忌时,优先选用氯吡格雷。

氯吡格雷和阿司匹林通过不同的机制抑制血小板活性,因此两者合用其抗血小板的效应相加。两者合用所带来的临床获益在 CURE 研究中得到了证实,在用药早期即可出现,并且平均随访 9 个月,可以观察到获益的持续增加。因此,无论选择介入治疗还是保守治疗,排除禁忌后,均应使用阿司匹林+氯吡格雷(负荷量+维持量)。

美国心脏学院/美国心脏协会基于 TRITON-TIMI 38 研究和 PLATO 研究结果在 2012 年的不稳定型心绞痛/USTEMI 治疗指南更新增加了普拉格雷和替格瑞洛用于非 ST 段抬高型心肌梗死的抗血小板治疗,2011 年 ESC 指南也强烈推荐普拉格雷和替格瑞洛两种 P2Y12 受体拮抗剂,推荐力度甚至高于氯吡格雷。我国 2012 年指南也推荐普拉格雷和替格瑞洛用于非 ST 段抬高型心肌梗死。另一种可静脉应用的、选择性的、可逆的 P2Y12 受体拮抗剂坎格雷洛目前正在进行 Ⅱ 期临床试验。

(3)GPⅡb/Ⅲa 受体拮抗剂:与血小板激活机制无关,血小板的聚集依赖于血小板之间通过血小板表面的 GPⅡb/Ⅲa 受体及纤维蛋白原的相互作用。GPⅡb/Ⅲa 受体拮抗剂通过阻止血小板表面 GPⅡb/Ⅲa 受体与纤维蛋白原的结合,从而抑制血小板聚集。CAP-TURE 研究和 ISAR-REACT-2 研究证实,非

ST 段抬高型心肌梗死患者给予阿昔单抗治疗后,PCI 术后 30 天死亡和心肌梗死的发生率均明显降低。ESPRIT 研究证实依替巴肽可显著降低 PCI 术后 48 小时死亡、心肌梗死和需紧急血运重建的发生率,上述获益可维持 30 天甚至 6 个月。RESTORET 研究证实替罗非班降低非 ST 段抬高型心肌梗死患者 48 小时及 7 天的缺血事件的发生风险。因此,当非 ST 段抬高型心肌梗死患者行 PCI 治疗前,在应用其他抗凝药物的基础上 GPⅡb/Ⅲa 受体拮抗剂(阿昔单抗、替罗非班、依替巴肽)可作为一线药物使用。

对于 GPⅡb/Ⅲa 受体拮抗剂使用时间,EARLY ACS 研究和 ACUITY 研究结果均表明早期使用 GPⅡb/Ⅲa 受体拮抗剂和 PCI 术中使用在主要终点上无显著差异,但 EARLY ACS 研究还表明早期使用组患者 TIMI 大出血风险显著增加。因此,新指南推荐在已经使用双联抗血小板的基础上,GPⅡb/Ⅲa 受体拮抗剂可在 PCI 术中选择性应用,特别在处理高度血栓负荷的急性病变时。

4.他汀类药物

目前所有指南均把低密度脂蛋白胆固醇作为首要干预的靶点,而未把高密度脂质白作为干预靶点。如无禁忌证,无论基线低密度脂蛋白胆固醇水平如何,所有非 ST 段抬高型心肌梗死患者(包括 PCI 术后)均应尽早给予他汀类药物治疗。我国 2007 年《血脂异常管理指南》建议患者低密度脂蛋白胆固醇目标值达到＜2.07 mmol/L(80 mg/dL)或原基线上下降 40%,2011 年 ESC 血脂异常管理指南建议低密度脂蛋白胆固醇目标值更低,达到＜1.8 mmol/L(70 mg/dL)或原基线上下降 50%。低密度脂蛋白胆固醇达标后,长期维持治疗,有利于冠心病二级预防。他汀类药物所带来的临床获益与低密度脂蛋白胆固醇降低程度有关,与他汀种类无关,因此他汀类药物选择依赖于低密度脂蛋白胆固醇降低程度。

(三)血运重建治疗

心肌血运重建使非 ST 段抬高型心肌梗死患者缓解症状、缩短住院时间和改善预后。其指征和最佳时间及优化采用的方法(PCI 或 CABG)取决于临床情况、危险分层、并发症和冠状动脉病变的程度和严重性。但目前非 ST 段抬高型心肌梗死患者行血运重建的时机与预后关系的研究尚较少,其最佳时机目前仍存在争论。

1.侵入性策略(冠状动脉造影/PCI)

早期的 TIMIⅡB 研究和 VANQWISH 研究将介入治疗与传统治疗相比,未见更多获益,甚至提示可能有害。近期 FRISCⅡ研究和 TACTICS-TIMI18 研究得到了一致的结论,肯定了介入治疗的获益,对于高危的,尤其是 cTn 升高的患者,介入治疗获益明显。循证医学证据表明,对危险度高的患者,早期介入治疗策略显示出了明显的优势。应在危险分层的基础上明确这些患者 PCI 治疗的指征。如前所述,危险分层的方法常用有 TIMI 危险积分和 GRACE 预测积分,这些危险分层的指标都是将患者的症状、体征、心电图、心肌坏死标志物及其他辅助检查指标进行分析,权重后总结得出。其中胸痛持续时间过长、有心力衰竭表现、血流动力学不稳定、心肌坏死标志物显著升高和心电图提示 ST 段显著压低等方面更为重要(表 4-9)。对于低危和早期未行 PCI 的非 ST 段抬高型心肌梗死患者,出院前应进行必要的评估,根据心功能、心肌缺血情况和再发心血管事件的危险采取相应的治疗。对中、高危以上的非 ST 段抬高型心肌梗死患者行 PCI 应遵循首先进行危险分层,合理规范的术前、术中用药和恰当的 PCI 策略,危险度越高的患者越应尽早行 PCI,术前、术中的用药如抗血小板治疗、抗凝治疗等也随着危险度的增加应适当加强(表 4-10)。

表 4-9 非 ST 段抬高型心肌梗死患者分层

分级	符合以下一项或多项
极高危	1.严重胸痛持续时间长、无明显间歇或＞30 分钟,濒临心肌梗死表现 2.心肌坏死标志物显著升高和/或心电图 ST 段显著压低(≥0.2 mV)持续不恢复或范围扩大 3.有明显血流动力学变化:严重低血压、心力衰竭或心源性休克表现 4.严重恶性心律失常:室性心动过速、心室颤动
中、高危	1.心肌损伤标志物升高 2.心电图有 ST 段压低(＜0.2 mV) 3.强化抗缺血治疗 24 小时内反复发作胸痛 4.有心肌梗死病史 5.冠状动脉造影显示冠状动脉狭窄病史 6.PCI 后或 CABG 后 7.左心室射血分数＜40% 8.糖尿病 9.肾功能不全(肾小球滤过率每分钟＜60 mL)

2.CABG

约 10% 的非 ST 段抬高型心肌梗死患者在病情稳定后需要行 CABG,非 ST 段抬高型心肌梗死选择血运重建的原则与 STEMI 相同。①左主干病变、三支病变的患者(尤其是合并糖尿病),优先选择 CABG;②前降支病变累及前降支近段

且伴 LVEF＜50％或无创性检查提示心肌缺血的患者宜 CABG 或 PCI；③强化
药物治疗下不适宜行 PCI 的可考虑 CABG。为防止出血等并发症，CABG 前应
进行抗凝及抗血小板药物调整，具体要求见表 4-11。

表 4-10　非 ST 段抬高型心肌梗死患者 PCI 指征推荐

指征	推荐，证据
对极高危患者行紧急 PCI(2 小时内)	Ⅱa，B
对中高危患者行早期 PCI(72 小时)	Ⅰ，A
对低危患者不推荐常规 PCI	Ⅲ，C
对 PCI 患者常规支架植入	Ⅰ，C

表 4-11　CABG 前抗凝及抗血小板药物调整要求

要求	推荐，证据
继续使用阿司匹林	Ⅰ，A
术前停用氯吡格雷至少 5 天	Ⅰ，B
术前停用替格瑞洛至少 5 天	Ⅰ，C
术前停用普拉格雷至少 7 天	Ⅰ，C
术前 4 小时停用依非巴肽或替罗非班	Ⅰ，C
继续使用 UFH	Ⅰ，B
术前 12～24 小时停用依诺肝素以 UFH 代替	Ⅰ，B
术前 24 小时停用磺达肝素以 UFH 代替	Ⅰ，B
术前 3 小时停用比伐芦定以 UFH 代替	Ⅰ，B

(四)二级预防

1.控制血脂

大量的证据表明，降低胆固醇治疗可以减少冠心病合并高胆固醇血症患者的
心血管事件发生率和死亡率。新近的临床试验证实，无论基线低密度脂蛋白胆固
醇水平是否升高，他汀类药物治疗均可使患者受益。PROVE-IT TIMI 22 研究支
持非 ST 段抬高型心肌梗死后早期强化降脂可获益。因此，指南作出如下推荐。

(1)所有患者入院 24 小时应评估空腹血脂谱。

(2)所有非 ST 段抬高型心肌梗死后的患者(包括血运重建治疗后的患者)，
如无禁忌证，无论基线低密度脂蛋白胆固醇和饮食改善情况如何，均应给予他汀
类药物治疗。

(3)住院患者出院前应开始使用降脂药；建议降低非高密度脂蛋白胆固醇包括

强化降低低密度脂蛋白胆固醇的治疗;对于低密度脂蛋白胆固醇>2.6 mmol/L (100 mg/dL)的非 ST 段抬高型心肌梗死患者,应该开始降低胆固醇治疗或强化达标至低密度脂蛋白胆固醇<2.6 mmol/L(100 mg/dL),可以进一步降低至<1.8 mmol/L (70 mg/dL);低密度脂蛋白胆固醇达标后,若甘油三酯>2.26 mmol/L,则联合使用贝特类或烟酸类药物。

(4)可以鼓励使用 ω-3 脂肪酸降低风险,降低甘油三酯治疗时可以使用大剂量(每天 2~4 g)降低风险。

2.控制血压

指南建议血压控制在<17.3/10.7 kPa(130/80 mmHg),治疗和控制血压的方法:①患者应开始改变生活方式;②对于血压>18.7/12.0 kPa(140/90 mmHg)的患者,首先使用 β 受体阻滞剂和/或 ACEI(必要时加用其他药物如噻嗪类)有助于血压达标。

3.其他

(1)强调戒烟,建议戒烟并避免二手烟。

(2)控制体重,强调控制饮食和适量运动,体重指数控制在 18.5~24.9 kg/m²。

(3)积极治疗糖尿病,使糖化血红蛋白<6.5%。

(4)根据过去的体力活动情况或运动试验制订运动方案,鼓励非 ST 段抬高型心肌梗死后的患者每天参加 30~60 分钟的体力活动。

(5)叶酸、维生素不再用于二级预防。

(6)发病前已开始使用雌激素替代治疗的绝经后女性应继续该治疗。

(7)可筛查是否存在精神抑郁,使用抗抑郁药治疗抑郁。

第三节 二尖瓣狭窄

一、病因与病理

(一)风湿热

虽然近年来风湿性心脏瓣膜病的发生率逐年降低,但仍是临床上二尖瓣狭窄(mitral stenosis,MS)的常见病因。风湿性心脏病患者中约 25% 为单纯二尖瓣狭窄,40% 为二尖瓣狭窄并二尖瓣关闭不全。其中女性患者占 2/3。一般而言,从急性风湿热发作到形成重度二尖瓣狭窄,至少需 2 年,在温带气候大多数患者能保持十年以上的无症状期。风湿热反复多次发作者易罹患二尖瓣狭窄。

风湿性二尖瓣损害早期病理变化为瓣膜交界处和基底部发生水肿、炎症及赘生物形成,随后由于纤维蛋白的沉积和纤维性变,发生瓣叶交界处粘连、融合、瓣膜增粗、硬化、钙化,腱索缩短并相互粘连,限制瓣膜的活动与开放,致使瓣口狭窄,与鱼嘴或钮孔相似。一般后瓣病变程度较前瓣重,后瓣显著增厚、变硬、钙化、缩短,甚至完全丧失活动能力,而前瓣仍能上下活动者并不罕见。

(二)二尖瓣环及环下区钙化

常见于老年人退行性变。尸检发现,50 岁以上人群中约 10% 有二尖瓣环钙化,其中糖尿病患者尤为多见,女性比男性多 2~3 倍,超过 90 岁的女性患者二尖瓣环钙化率高达 40% 以上。偶见于年轻人,可能与合并马方综合征或钙代谢异常有关。

瓣环钙化可影响二尖瓣的正常启闭,引起狭窄和/或关闭不全。钙化通常局限于二尖瓣的瓣环处,多累及后瓣。然而,最近研究表明,老年人二尖瓣环钙化,其钙质沉着主要发生于二尖瓣环的前方及后方,而非真正的瓣环处,钙化延伸至膜部室间隔或希氏束及束支时,可引起心脏传导功能障碍。

(三)先天性发育异常

单纯先天性二尖瓣狭窄甚为少见。

(四)其他罕见病因

如结缔组织疾病、恶性类癌瘤、多发性骨髓瘤等。

二、病理生理

正常人二尖瓣开放时瓣口面积为 4~6 cm²,当瓣口面积<2.5 cm² 时,才会出现不同程度的临床症状。临床上根据瓣口面积缩小程度不同,将二尖瓣狭窄分为轻度(2.5~1.5 cm²)、中度(1.5~1.0 cm²)、重度(<1.0 cm²)狭窄。根据二尖瓣狭窄程度和代偿状态分为如下 3 期(图 4-2)。

(一)左心代偿期

轻度二尖瓣狭窄时,只需在心室快速充盈期、心房收缩期存在压力梯度,血液便可由左心房充盈左心室。因此左心房发生代偿性扩张及肥大以增强收缩力,延缓左心房压力的升高。此期内,临床上可在心尖区闻及典型的舒张中、晚期递减型杂音,收缩期前增强(左心房收缩引起)。患者无症状,心功能完全代偿,但有二尖瓣狭窄的体征(心尖区舒张期杂音)和超声心动图改变。

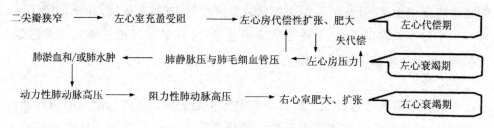

图 4-2　二尖瓣狭窄血流动力学图解

(二)左心衰竭期

随着二尖瓣狭窄程度的加重,左心房代偿性扩张、肥大及收缩力增强难以克服瓣口狭窄所致血流动力学障碍时,房室压力梯度必须存在于整个心室舒张期,房室压力阶差在 2.7 kPa(20 mmHg)以上,才能维持安静时心排血量,因此左心房压力升高。由于左心房与肺静脉之间无瓣膜存在,当左心房压力升至 3.3~4.0 kPa(25~30 mmHg)时,肺静脉与肺毛细血管压力亦升至 3.3~4.0 kPa(25~30 mmHg),超过血液胶体渗透压水平,引起肺毛细血管渗出。若肺毛细血管渗出速度超过肺淋巴管引流速度,可引起肺顺应性下降,发生呼吸功能障碍和低氧血症,同时,血浆及血细胞渗入肺泡内,可引起急性肺水肿,出现急性左心房衰竭表现。本期患者可出现劳力性呼吸困难,甚至端坐呼吸、夜间阵发性呼吸困难,听诊肺底可有湿啰音,胸部 X 线检查常有肺淤血和/或肺水肿征象。

(三)右心衰竭期

长期肺淤血可使肺顺应性下降。早期,由于肺静脉压力升高,可反射性引起肺小动脉痉挛、收缩,肺动脉被动性充血而致动力性肺动脉高压,尚可逆转。晚期,因肺小动脉长期收缩、缺氧,致内膜增生、中层肥厚,肺血管阻力进一步增高,加重肺动脉高压。肺动脉高压虽然对肺毛细血管起着保护作用,但明显增加了右心负荷,使右心室壁肥大、右心腔扩大,最终引起右心衰竭。此时,肺淤血和左心房衰竭的症状反而减轻。

三、临床表现

(一)症状

1.呼吸困难和乏力

当二尖瓣狭窄进入左心衰竭期时,可产生不同程度的呼吸困难和乏力,是二尖瓣狭窄的主要症状。前者为肺淤血所引起,后者是心排血量减少所致。早期仅在劳动、剧烈运动或用力时出现呼吸困难,休息即可缓解,常不引起患者注意。随狭窄程度的加重,日常生活甚至静息时也感气促,夜间喜高枕,甚至不能平卧,须采取半卧位或端坐呼吸,上述症状常因感染(尤其是呼吸道感染)、心动过速、情绪激动、心房颤动诱发或加剧。

2.心悸

心慌和心前区不适是二尖瓣狭窄的常见早期症状。早期与偶发的房性期前收缩有关,后期发生心房颤动时心慌常是患者就诊的主要原因。自律性或折返活动引起的房性期前收缩,可刺激左心房易损期而引起心房颤动,由阵发性逐渐发展为持续性。而心房颤动又可引起心房肌的弥漫性萎缩。导致心房增大及不应期、传导速度的更加不一致,最终导致不可逆心房颤动。快心室率心房颤动时,心室舒张期缩短,左心室充盈减少,左心房压力升高,可诱发急性肺水肿的发生。

3.胸痛

15%的患者主诉胸痛,其产生原因有:①心排血量下降,引起冠状动脉供血不足,或伴冠状动脉粥样硬化和/或冠状动脉栓塞。②右心室压力升高,冠状动脉灌注受阻,致右心室缺血。③肺动脉栓塞,常见于右心衰竭患者。

4.咯血

咯血发生于10%患者。二尖瓣狭窄并发的咯血有如下几种。

(1)突然出血,出血量大,有时称为肺卒中,却很少危及生命。因为大出血后,静脉压下降,出血可自动停止。此种咯血是由于突然升高的左心房和肺静脉压,传至薄而扩张的支气管静脉壁使其破裂所致,一般发生于病程早期。晚期,因肺动脉压力升高,肺循环血流量有所减少,该出血情况反而少见。

(2)痰中带血,二尖瓣狭窄患者,因支气管水肿罹患支气管炎的机会增多,若支气管黏膜下层微血管破裂,则痰中带有血丝。

(3)粉红色泡沫痰,急性肺水肿的特征性表现,是肺泡毛细血管破裂,血液、血浆与空气互相混合的缘故。

(4)暗红色血液痰,病程晚期,周围静脉血栓脱落引起肺栓塞时的表现。

5.血栓栓塞

左心房附壁血栓脱落引起动脉栓塞,是二尖瓣狭窄常见的并发症。在抗凝治疗和手术治疗时代前,二尖瓣病变患者中,约1/4死亡继发于栓塞,其中80%见于心房颤动患者。若为窦性心律,则应考虑一过性心房颤动及潜在感染性心内膜炎的可能。35岁以上的患者合并心房颤动,尤其伴有心排血量减少和左心耳扩大时是形成栓子的最危险时期,主张接受预防性抗凝治疗。

6.吞咽困难、声嘶

增大的左心房压迫食管,扩张的左肺动脉压迫左喉返神经所致。

7.感染性心内膜炎

增厚、钙化的瓣膜少发。

8.其他

肝大、体静脉压增高、水肿、腹水,均为重度二尖瓣狭窄伴肺血管阻力增高及右心衰竭的症状。

(二)体征

重度二尖瓣狭窄患者常有"二尖瓣面容":双颧呈绀红色。右心室肥大时,心前区可扪及抬举性搏动。

1.二尖瓣狭窄的心脏体征

(1)心尖冲动正常或不明显。

(2)心尖区 S_1 亢进是二尖瓣狭窄的重要特点之一,二尖瓣狭窄时,左心房压力升高,舒张末期左心室压力阶差仍较大,且左心室舒张期充盈量减少,二尖瓣前叶处于心室腔较低位置,心室收缩时,瓣叶突然快速关闭,可产生亢进的拍击样 S_1。S_1 亢进且脆,说明二尖瓣前叶活动尚好,若 S_1 亢进且闷,则提示前叶活动受限。

(3)开瓣音,亦称二尖瓣开放拍击音,由二尖瓣瓣尖完成开放动作后瓣叶突然绷紧而引起,发生在二尖瓣穹隆进入左心室的运动突然停止之际。

(4)心尖部舒张中、晚期递减型隆隆样杂音,收缩期前增强,是诊断二尖瓣狭窄的重要体征。心室舒张二尖瓣开放的瞬间,左心房室压力梯度最大,产生杂音最响,随着左心房血液充盈到左心室,房室压力梯度逐渐变小,杂音响度亦逐渐减轻,最后左心房收缩将 15%～25% 的血液灌注于左心室,产生杂音的收缩期前增强部分。心房颤动患者,杂音收缩期前增强部分消失。但据 Criley 氏报道,此时若左心房压力超过左心室压力 1.3 kPa(10 mmHg)或更高,则可有收缩期前增强部分。

二尖瓣狭窄的舒张期杂音于左侧卧位最易听到,对于杂音较轻者,可嘱运动、咳嗽、用力呼气或吸入亚硝酸异戊酯等方法使杂音增强。拟诊二尖瓣狭窄而又听不到舒张期杂音时,可嘱患者轻微运动(仰卧起坐 10 次)后左侧卧位,或左侧卧位后再深呼吸或干咳数声,杂音可于最初 10 个心动周期内出现。杂音响度还与瓣口狭窄程度及通过瓣口的血流量和血流速度有关。在一定限度内,狭窄越重,杂音越响,但若狭窄超过某一范围,以致在左心室形成漩涡不明显或不引起漩涡,反而使杂音减轻或消失,后者即所谓的"无声性二尖瓣狭窄"。

2.肺动脉高压和右心室肥大的体征

(1)胸骨左缘扪及抬举性搏动。

(2)P_2 亢进、S_2 分裂,肺动脉高压可引起 S_2 的肺动脉瓣成分亢进,肺动脉压进一步升高时,右心室排血时间延长,S_2 分裂。

(3)肺动脉扩张,于胸骨左上缘可闻及短的收缩期喷射性杂音和递减型高调哈气性舒张早期杂音(Graham Steell 杂音)。

(4)右心室肥大伴三尖瓣关闭不全时,胸骨左缘四五肋间有全收缩期吹风样杂音,吸气时增强。

四、辅助检查

(一)心电图检查

中、重度二尖瓣狭窄,可显示特征性改变。左心房肥大(P 波时限>0.12 秒,并呈双峰波形,即所谓"二尖瓣型 P 波",图 4-3),是二尖瓣狭窄的主要心电图特征,可见于 90% 的显著二尖瓣狭窄伴窦性心律者。心房颤动时,V_1 导联颤动波幅超过 0.1 mV,也提示存在心房肥大。

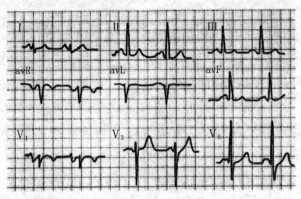

图 4-3　左心房肥大:二尖瓣型 P 波

右心室收缩压低于 9.3 kPa(70 mmHg)时右心室肥大少见;介于 9.3~13.3 kPa(70~100 mmHg)时,约 50% 患者可有右心室肥大的心电图表现;超过 13.3 kPa(100 mmHg)时,右心室肥大的心电图表现一定出现(图 4-4)。

心律失常在二尖瓣狭窄患者早期可表现为房性期前收缩,频发和多源房性期前收缩往往是心房颤动的先兆,左心房肥大的患者容易出现心房颤动。

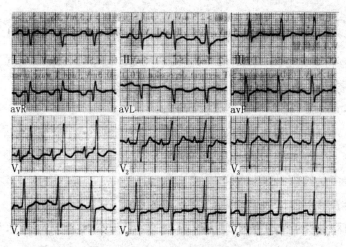

图 4-4 左心房肥大，右心室肥大

(二)X 线检查

轻度二尖瓣狭窄心影可正常。

左心房肥大时，正位片可见增大的左心房在右心室影后面形成一密度增高的圆形阴影，使右心室心影内有双重影。食管吞钡检查，在正位和侧位分别可见食管向右向后移位。

肺动脉高压和右心室肥大时，正位片示心影呈"梨形"，即"二尖瓣型"心，尚可见左主支气管上抬。肺部表现主要为肺淤血，肺门阴影加深。由于肺静脉血流重新分布，常呈肺上部血管阴影增多而下部减少。肺淋巴管扩张，在正位及左前斜位可见右肺外下野及肋膈角附近有水平走向的纹状影，即 Kerley B 线，偶见 Kerley A 线（肺上叶向肺门斜行走行的纹状影）。此外，长期肺淤血尚可引起肺野内含铁血黄素沉积点状影。

严重二尖瓣狭窄和老年性瓣环及环下区钙化者，胸片相应部位可见钙化影。

(三)超声心动图(UCG)检查

UCG 是诊断二尖瓣狭窄较有价值的无创伤性检查方法，有助于了解二尖瓣的解剖和功能情况。

1.M 型 UCG

(1)直接征象，二尖瓣前叶活动曲线和 EF 斜率减慢，双峰消失，前后叶同向运动，形成所谓"城墙样"图形。

(2)间接征象，左心房肥大，肺动脉增宽，右心房、右心室肥大。

2.二维 UCG

(1)直接征象,二尖瓣叶增厚,回声增强,活动僵硬,甚至钙化,二尖瓣舒张期开放受限,瓣口狭窄,交界处粘连。

(2)间接征象,瓣下结构钙化,左心房附壁血栓。

3.多普勒 UCG

二尖瓣口可测及舒张期高速射流频谱,左心室内可有湍流频谱,测定跨二尖瓣压力阶差可判定狭窄的严重程度。彩色多普勒检查可显示舒张期二尖瓣口高速射流束及多色镶嵌的反流束。

4.经食道 UCG

采用高频探头,直接在左心房后方探查,此法在探查左心房血栓方面更敏感,可达 90% 以上。

(四)心导管检查

仅在决定是否行二尖瓣球囊扩张术或外科手术治疗前,需要精确测量二尖瓣口面积及跨瓣压差时才做心导管检查。

(五)其他检查

抗链球菌溶血素 O(ASO)滴度 1:400 以上、血沉加快、C 反应蛋白阳性等,尤见于风湿活动患者。长期肝淤血患者可有肝功能指标异常。

二尖瓣狭窄的临床表现及实验室检查与血流动力学变化密切相关,血流动力学发展的每一阶段,均可引起相应的临床表现及实验室检查结果。

五、并发症

(一)心房颤动

见于晚期患者,左心房肥大是心房颤动持续存在的解剖学基础。出现心房颤动后,心尖区舒张期隆隆样杂音可减轻,且收缩期前增强消失。心房颤动早期可能是阵发性的,随着病程发展多转为持续性心房颤动。

(二)栓塞

多见于心房颤动患者,以脑梗死多见,栓子也可到达全身其他部位。

(三)急性肺水肿

这是重度二尖瓣狭窄严重而紧急的并发症,病死率高。往往由于剧烈体育活动、情绪激动、感染、妊娠或分娩、快心室率心房颤动等诱发,可导致左心室舒张充盈期缩短,左心房压升高,进一步引起肺毛细血管压升高,致使血浆渗透到组织间隙或肺泡,引起急性肺水肿。患者突发呼吸困难、不能平卧、发绀、大汗、咳嗽及咯粉红色泡沫样浆液痰,双肺布满湿啰音,严重者可昏迷或死亡。

(四)充血性心力衰竭

晚期 50%～75%患者发生右心充血性心力衰竭,是此病常见的并发症及主要致死原因。呼吸道感染为心力衰竭常见诱因,年轻女性妊娠、分娩常为主要诱因。临床上主要表现为肝区疼痛、食欲缺乏、黄疸、水肿、尿少等症状,体检有颈静脉曲张、肝大、腹水及下肢水肿等。

(五)呼吸道感染

二尖瓣狭窄患者,常有肺静脉高压、肺淤血,因此易合并支气管炎、肺炎。

(六)感染性心内膜炎

单纯二尖瓣狭窄较少发生。风湿性瓣膜病患者在行牙科手术或其他能引起菌血症的手术时,应行抗生素预防治疗。

六、诊断与鉴别诊断

根据临床表现,结合有关实验室检查,尤其是超声心动图检查多能作出诊断。但应与其他引起心尖部舒张期杂音的疾病相鉴别(表 4-12)。

表 4-12　其他疾病引起的心尖部舒张期杂音特点

相对性二尖瓣狭窄	严重的二尖瓣关闭不全左向右分流的先天性心脏病,如 VSD,PDA 等此杂音的产生是由于血容量增加,致二尖瓣相对狭窄所致
Carey-Coombs 杂音	急性风湿热时活动性二尖瓣瓣膜炎征象该杂音柔和,发生于舒张早期,变化较大,比器质性二尖瓣狭窄的音调高可能由严重的二尖瓣反流通过非狭窄的二尖瓣口所致,也可能是一短的紧随 S_3 的杂音
Austin-Flint 杂音	见于主动脉瓣关闭不全等疾病该杂音历时短,性质柔和,吸入亚硝酸异戊酯后杂音减轻应用升压药后杂音可增强
三尖瓣狭窄	慢性肺心病患者,由于右心室肥大,心脏顺时针转位可在心尖部听到三尖瓣相对性狭窄所致的杂音
左心房黏液瘤	左心房黏液瘤部分堵塞二尖瓣口所致,与体位有关

七、治疗

狭窄程度轻无明显临床症状者无须治疗,应适当避免剧烈运动,风湿热后遗症者应预防风湿热复发。有症状的二尖瓣患者,应予以积极治疗。

(一)内科治疗

1.一般治疗

适当休息,限制钠盐入量(2 g/d),使用利尿剂,通过减轻心脏前负荷改善肺淤血症状。

急性肺水肿的处理(详见心力衰竭):洋地黄的应用需谨慎,因洋地黄可增强右心室收缩力,有可能使右心室射入肺动脉内的血量增多,导致肺水肿的加重,但可应用常规负荷量的1/2~2/3,其目的是减慢心率而非增加心肌收缩力,以延长舒张期,改善左心室充盈,提高左心室搏出量。适合于合并快心室率心房颤动和室上性心动过速者。

栓塞性并发症的处理:有体循环栓塞而不能手术治疗的患者,可口服抗凝剂,如华法林等。对于有栓塞危险的患者,包括心房颤动、40岁以上伴巨大左心房者,也应接受口服抗凝药治疗。

心律失常的处理:快心室率心房颤动应尽快设法减慢心室率,可使用洋地黄类药物,若疗效不满意,可联合应用地尔硫䓬、维拉帕米或β受体阻滞剂。对于轻度二尖瓣狭窄患者不伴巨大左心房,心房颤动<6个月,可考虑药物复律或电复律治疗。

2.介入治疗

经皮球囊二尖瓣成形术(PBMV)是治疗二尖瓣狭窄划时代的进展,患者无须开胸手术,痛苦小,康复快,且具有成功率高、疗效好的特点。

(1)PBMV的适应证:①中、重度单纯二尖瓣狭窄,瓣叶柔软,无明显钙化,心功能Ⅱ、Ⅲ级是PBMV最理想的适应证;轻度二尖瓣狭窄有症状者亦可考虑;心功能Ⅳ级者需待病情改善,能平卧时才考虑。②瓣叶轻、中度钙化并非禁忌,但若严重钙化且与腱索、乳头肌融合者,易并发二尖瓣关闭不全,因此宜做瓣膜置换手术。③合并慢性心房颤动患者,心腔内必须无血栓。④合并重度肺动脉高压,不宜外科手术者。⑤合并轻度二尖瓣关闭不全,左心室无明显肥大者。⑥合并轻度主动脉瓣狭窄或关闭不全,左心室无明显肥大者。

(2)PBMV禁忌证:①合并中度以上二尖瓣关闭不全。②心腔内有血栓形成。③严重钙化,尤其瓣下装置病变者。④风湿活动。⑤合并感染性心内膜炎。⑥妊娠期,因放射线可影响胎儿,除非心功能Ⅳ级危及母子生命安全。⑦全身情况差或合并其他严重疾病。⑧合并中度以上的主动脉狭窄和/或关闭不全。

(二)外科治疗

目的在于解除瓣口狭窄,增加左心搏出量,改善肺血液循环。

1.手术指征

凡诊断明确,心功能Ⅱ级以上,瓣口面积<1.2 cm² 而无明显禁忌证者,均适合手术治疗。严重二尖瓣狭窄并发急性肺水肿患者,如内科治疗效果不佳,可行急诊二尖瓣扩张术。

2.手术方式

手术方式包括闭式二尖瓣分离术、直视二尖瓣分离术、瓣膜修补术或人工瓣膜替换术。

八、预后

疾病的进程差异很大,从数年至数十年。预后主要取决于狭窄程度及心脏肥大程度,是否多瓣膜损害及介入、手术治疗的可能性等。

一般而言,首次急性风湿热发作后,患者可保持 10~20 年无症状。然而,出现症状后如不积极进行治疗,其后 5 年内病情进展非常迅速。研究表明,有症状的二尖瓣狭窄患者 5 年死亡率为 20%,10 年死亡率为 40%。

第四节　二尖瓣关闭不全

一、病因

二尖瓣关闭不全(mitral incompetence,MI)严格来说不是一种原发病而是一种临床综合征。任何引起二尖瓣复合装置包括二尖瓣环、瓣膜、腱索、乳头肌病变的因素都可导致二尖瓣关闭不全,其诊断容易但确定病因难。按病程进展的速度和病程的长短可分为急性和慢性。

(一)慢性病变

慢性二尖瓣关闭不全进展缓慢、病程较长,病因包括以下几点。

1.风湿性心脏病

在不发达国家风湿性心脏病引起者占首位,其中半数以上合并二尖瓣狭窄。

2.退行性病变

在发达国家,二尖瓣脱垂为最多见原因;二尖瓣黏液样退行性变、二尖瓣环及环下区钙化等退行性病变也是常见原因。

3.冠心病

常见于心肌梗死致乳头肌功能不全。

4.其他少见原因

先天性畸形、系统性红斑狼疮、风湿性关节炎、心内膜心肌纤维化等。

(二)急性病变

急性二尖瓣关闭不全进展快、病情严重、病程短,病因包括以下几点。

(1)腱索断裂:可由感染性心内膜炎、二尖瓣脱垂、急性风湿热及外伤等原因引起。

(2)乳头肌坏死或断裂:常见于急性心肌梗死致乳头肌缺血坏死而牵拉作用减弱。

(3)瓣膜毁损或破裂:多见于感染性心内膜炎。

(4)心瓣膜替换术后人工瓣膜裂开。

二、病理生理

由于风湿性炎症使二尖瓣瓣膜纤维化、增厚、萎缩、僵硬、畸形,甚至累及腱索和乳头肌使之变粗、粘连、融合缩短,致使瓣膜在心室收缩期不能正常关闭,血液由左心室向左心房反流,病程长者尚可见钙质沉着。

(一)慢性病变

慢性二尖瓣关闭不全者,依病程进展可分为左心室代偿期、左心室失代偿期和右心衰竭期3个阶段(图 4-5)。

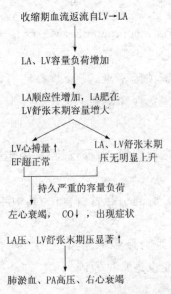

图 4-5 慢性二尖瓣关闭不全血流动力学图解

二尖瓣关闭不全时,在心室收缩期左心室内的血流存在两条去路,即通过主动脉瓣流向主动脉和通过关闭不全的二尖瓣流向左心房。这样,在左心房舒张期,左心房血液来源除通过四条肺静脉回流外,还包括左心室反流的血液而使其容量和压力负荷增加。由于左心房顺应性好,在反流血液的冲击下,左心房肥大,缓解了左心房压力的增加,且在心室舒张期,左心房血液迅速注入左心室而使容量负荷迅速下降,延缓了左心房压力的上升,这实际上是左心房的一种代偿机制,体积增大而压力正常(图 4-6),可使肺静脉与肺毛细血管压长期维持正常。与急性二尖瓣关闭不全相比,肺淤血发生晚、较轻,患者主述乏力而呼吸困难。

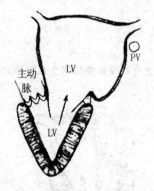

图 4-6　慢性二尖瓣关闭不全

对于左心室,在心室收缩期由于反流,使得在舒张期时由左心房流入左心室的血液除了正常肺循环回流外还包括反流的部分,从而增加了左心室的容量负荷。早期左心室顺应性好,代偿性扩大而使左心室舒张末期压力上升不明显,且收缩时左心室压力迅速下降,减轻了室壁紧张度和能耗而有利于代偿。左心室这种完善的代偿机制,可在相当长时间(>20 年)无明显左心房肥大和肺淤血,左心排血量维持正常而无临床症状。但一旦出现临床症状说明病程已到一定阶段,心排血量迅速下降而致头昏、困倦、乏力,迅速出现左心衰竭、肺水肿、肺动脉高压和右心衰竭,心功能达Ⅳ级,成为难治性心力衰竭,病死率高,患者出现呼吸困难、体循环淤血症状。

(二)急性病变

急性二尖瓣关闭不全早期反流量大,进展迅速,左心房、左心室容量和压力负荷迅速增加,没有经过充分的代偿即出现急性左心衰竭,使得心排血量迅速下降,心室压力上升,左心房及肺静脉压迅速上升,导致肺淤血和肺间质水肿。患者早期即出现呼吸困难、咯血等左心衰竭和肺淤血症状,病程进展迅速,多较快死于急性左心衰竭。由于来不及代偿,左心房、左心室肥大不明显(图 4-7、图 4-8),X 线检查示左心房、左心室大小正常,反流严重者可见肺淤血和肺间质水肿征象。

收缩期血流返流自LV→LA

↓

LA、LV容量负荷骤增
急性扩张能力有限

↓

LV舒张末期压、LA压急剧↑

↓

急性左心衰竭:肺淤血
急性肺水肿

图 4-7 急性二尖瓣关闭不全血流动力学图解

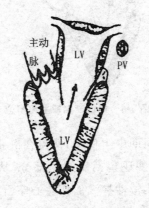

图 4-8 急性二尖瓣关闭不全

三、临床表现

(一)症状

1.慢性病变

患者由于左心良好的代偿功能而使病情有无症状期长,有症状期短的特点。

(1)代偿期:左心代偿功能良好,心排血量维持正常,左心房压力及肺静脉压也无明显上升,患者可多年没有明显症状,偶有因左心室舒张末期容量增加而引起的心悸。

(2)失代偿期:患者无症状期长,通常情况下,从初次感染风湿热到出现明显二尖瓣关闭不全的症状,时间可长达 20 年之久。但一旦出现临床症状即说明已进入失代偿期。随着左心功能的失代偿,心排血量迅速下降,患者出现疲劳、头昏、乏力等症状。左心室舒张末期压力迅速上升,左心房、肺静脉及肺毛细血管压上升,引起肺淤血及间质水肿,出现劳力性呼吸困难,开始为重体力劳动或剧烈运动时出现,随着左心衰竭的加重,出现夜间阵发性呼吸困难及端坐呼吸等。

（3）右心衰竭期:肺淤血及肺水肿使肺小动脉痉挛硬化而出现肺动脉高压,继而引起右心衰竭,患者出现体循环淤血症状,如肝大、上腹胀痛、下肢水肿等。

2.急性病变

轻度二尖瓣反流仅有轻度劳力性呼吸困难。严重反流,病情常短期内迅速加重,患者出现呼吸困难,不能平卧,咳粉红色泡沫痰等急性肺水肿症状,随后可出现肺动脉高压及右心衰竭征象。处理不及时,则心排血量迅速下降出现休克,患者常迅速死亡。

(二)体征

1.慢性病变

（1）代偿期。

1)心尖冲动:呈高动力型,左心室肥大时向左下移位。

2)心音:①瓣叶缩短所致的重度关闭不全(如风湿性心脏病),S_1 常减弱。②S_2 分裂,代偿期无肺动脉高压时,由于左心室射血时间缩短,主动脉提前关闭,产生 S_2 分裂,吸气时明显;失代偿产生肺动脉高压后,肺动脉瓣延迟关闭可加重 S_2 分裂。③心尖区可闻及 S_3,出现在第二心音后 0.10～0.18 秒,是中重度二尖瓣关闭不全的特征性体征,卧位时明显,其产生是由于血液大量快速流入左心室使之充盈过度,引起肥大的左心室壁振动所致。

3)心脏杂音:心尖区全收缩期吹风样杂音,是二尖瓣关闭不全的典型体征。其强度取决于瓣膜损害程度、反流量及左心房、室压差,可以是整个收缩期强度均等,也可以是收缩中期最强,然后减弱。杂音在左心衰竭致反流量小时可减弱,在吸气时由于膈下降,心脏顺时针转位,回左心血流量减少,杂音相应减弱,呼气时相反。

杂音一般音调高、粗糙、呈吹风样、时限长,累及腱索或乳头肌时呈乐音样。其传导与前后瓣的解剖位置结构和血液反流方向有关,在前交界和前瓣损害时,血液反流至左心房的左后方,杂音可向左腋下和左肩胛间区传导;后交界区和后瓣损害时,血液冲击左心房的右前方,杂音可传导至肺动脉瓣区和主动脉瓣区;前后瓣均损害时,血液反流至左心房前方和左右侧,杂音向整个心前区和左肩胛

111

间部传导。

心尖区舒张中期杂音,是由于发生相对性二尖瓣狭窄所致。通过变形的二尖瓣口血液的速度和流量增加,产生一短促、低调的舒张中期杂音,多在 S_3 之后,无舒张晚期增强,S_3 和它的出现提示二尖瓣关闭不全为中至重度。

(2)失代偿期(左心衰竭期):心前区可触及弥散性搏动,心尖区可闻及舒张期奔马律,全收缩期杂音减弱。

(3)右心衰竭期:三尖瓣区可闻及收缩期吹风样杂音。由于右心衰竭,体静脉血回流障碍产生体循环淤血,患者可有颈静脉曲张、搏动,肝大,肝颈静脉回流征阳性,腹水及下垂性水肿等。

2.急性病变

患者迅速出现左心衰竭,甚至出现肺水肿或心源性休克,常迅速死亡。

四、辅助检查

(一)心电图检查

病情轻者无明显异常,重者 P 波延长,可有双峰,同时左心室肥大、电轴左偏,病程长者心房颤动较常见。急性者,心电图可正常,窦性心动过速常见。

(二)X 线检查

慢性二尖瓣关闭不全早期,左心房、左心室形态正常,晚期左心房、左心室显著增大且与病变严重程度成比例,有不同程度肺淤血及间质水肿,严重者有巨大左心房,肺动脉高压和右心衰竭征象。偶可见瓣膜瓣环钙化,随心脏上下运动,透视可见收缩时左心房膨胀性扩大。

急性者心脏大小正常,反流严重者可有肺淤血及间质水肿征象,1~2 周内左心房、左心室开始扩大,一年还存活者,其左心房、左心室扩大已达慢性患者程度。

(三)超声心动图检查

1.M 型 UCC

急性者心脏大小正常,慢性者可见左心房、左心室肥大,左心房后壁与室间隔运动幅度增强。

2.二维 UCG 检查

可确定左心室容量负荷,评价左心室功能和确定大多数病因,可见瓣膜关闭不全,有裂隙,瓣膜增厚变形、回声增强,左心房、左心室肥厚,肺动脉增宽。

3.多普勒 UCG 检查

可见收缩期血液反流,并可测定反流速度,估计反流量。

(四)心导管检查

一般没有必要,但可评估心功能和二尖瓣关闭不全的程度,确定大多数病因。

五、并发症

急性者较快出现急性左心衰竭,慢性者与二尖瓣狭窄相似,以左心衰竭为主,但出现晚,一旦出现则进展迅速。感染性心内膜炎较常发生($>20\%$),体循环栓塞少见,常由感染性心内膜炎引起,心房颤动发生率高达 75%,此时栓塞较常见。

六、诊断与鉴别诊断

(一)诊断

根据典型的心尖区全收缩期吹风样杂音伴有左心房、左心室肥大,诊断应不困难。但应结合起病急缓、患者年龄、病情严重程度、房室肥大情况及相应辅助检查来确定诊断及明确病因。

(二)鉴别诊断

1.相对性二尖瓣关闭不全

由扩大的左心室及二尖瓣环所致,但瓣叶本身活动度好,无增厚、粘连等。杂音柔和,多出现在收缩中晚期。常有高血压、各种原因的主动脉关闭不全或扩张型心肌病、心肌炎、贫血等病因。

2.二尖瓣脱垂

可出现收缩中期喀喇音-收缩晚期杂音综合征。喀喇音是由于收缩中期,拉长的腱索在二尖瓣脱垂到极点时骤然拉紧,瓣膜活动突然停止所致。杂音是由于收缩晚期,瓣叶明显突向左心房,不能正常闭合所致。轻度脱垂时可仅有喀喇音,较重时喀喇音和杂音均有,严重时可只有杂音而无喀喇音。

3.生理性杂音

杂音一般为 $1\sim2$ 级,柔和,短促,位于心尖和胸骨左缘。二尖瓣关闭不全的临床表现及实验室检查与血流动力学变化密切相关,血流动力学发展的每一阶段,均可引起相应的临床表现及实验室检查结果。

七、治疗

(一)内科治疗

急性者一旦确诊,经药物改善症状后应立即采取人工瓣膜置换术,以防止变为慢性而影响预后,积极的内科治疗仅为手术争取时间。

慢性患者由于长期无症状,一般仅需定期随访,避免过度的体力劳动及剧烈运动,限制钠盐摄入,保护心功能,对风心病患者积极预防链球菌感染与风湿活动及感染性心内膜炎。如出现心功能不全的症状,应合理应用利尿剂、ACE 抑制剂、洋地黄、β受体阻滞剂和醛固酮受体阻滞剂。血管扩张药,特别是减轻后负荷的血管扩张药,通过降低左心室射血阻力,可减少反流量,增加前向心排血量,从而产生有益的血流动力学作用。慢性患者可用 ACE 抑制剂,急性者可用硝普钠、硝酸甘油或酚妥拉明静脉滴注。洋地黄类药物宜用于心功能 Ⅱ、Ⅲ、Ⅳ 级的患者,对伴有快心室率心房颤动者更有效。晚期的心力衰竭患者可用抗凝药物防止血栓栓塞。心律失常的处理参见相关章节。

(二)外科治疗

人工瓣膜替换术是几乎所有二尖瓣关闭不全病例的首选治疗。对慢性患者,应在左心室功能尚未严重损害和不可逆改变之前考虑手术,过分推迟可增加手术死亡率和并发症。手术指征为:①心功能Ⅲ～Ⅳ级,Ⅲ级为理想指征,Ⅳ级死亡率高,预后差,内科疗法准备后应行手术。②心功能Ⅱ级或以下,缺乏症状者,若心脏进行性肥大,左心功能下降,应行手术。③EF＞50％,左心室舒张末期直径＜8.0 cm,收缩末期直径＜5.0 cm,心排指数＞2.0 L/(min·m²),左心室舒张末压＜1.6 kPa(12 mmHg),收缩末容积指数＜50 mL/m² 患者,适于手术,效果好。④中度以上二尖瓣反流。

八、预后

慢性二尖瓣关闭不全患者代偿期较长,可达 20 年。一旦失代偿,病情进展迅速,心功能恶化,成为难治性心力衰竭。

内科治疗后 5 年生存率为 80％,10 年生存率近 60％,而心功能Ⅳ级患者,内科治疗 5 年生存率仅 45％。

急性二尖瓣关闭不全患者多较快死于急性左心衰竭。

第五节 三尖瓣狭窄

一、病因

三尖瓣狭窄病变较少见,几乎均由风湿病所致,小部分病因有三尖瓣闭锁、右心房肿瘤。临床特征为症状进展迅速,类癌综合征常同时伴有三尖瓣反流;偶尔右心室流出道梗阻可由心包缩窄、心外肿瘤及赘生物引起。

风湿性三尖瓣狭窄几乎均同时伴有二尖瓣病变,在多数患者中主动脉瓣亦可受累。

二、病理生理

风湿性二尖瓣狭窄的病理变化与二尖瓣狭窄相似,腱索有融合和缩短,瓣叶尖端融合,形成一隔膜样孔隙。

当运动或吸气使三尖瓣血流量增加时及当呼气使三尖瓣血流减少时,右心房和右心室的舒张期压力阶差即增大。若平均舒张期压力阶差超过 0.7 kPa (5 mmHg)时,即足以使平均右心房压升高而引起体静脉淤血,表现为颈静脉充盈、肝大、腹水和水肿等体征。

三、临床表现

(一)症状

三尖瓣狭窄致低心排血量可引起疲乏,体静脉淤血可引起恶心呕吐、食欲缺乏等消化道症状及全身不适感,由于颈静脉搏动的巨大"a"波,使患者感到颈部有搏动感。

(二)体征

主要体征为胸骨左下缘低调隆隆样舒张中晚期杂音,也可伴舒张期震颤,可有开瓣拍击音。增加体静脉回流方法可使之更明显,呼气及 Valsalva 动作使之减弱。

四、辅助检查

(一)X 线检查

主要表现为右心房明显扩大,下腔静脉和奇静脉扩张,但无肺动脉扩张。

(二)心电图检查

示Ⅱ、V_1 导电压增高;由于多数二尖瓣狭窄患者同时合并有二尖瓣狭窄,故心电图亦常提示双侧心房肥大。

(三)超声心动图检查

其变化与二尖瓣狭窄时观察到的相似,M 型超声心动图常显示瓣叶增厚,前叶的 EF 斜率减慢,舒张期与隔瓣示矛盾运动、三尖瓣钙化和增厚;二维超声心动图对诊断三尖瓣狭窄较有帮助,其特征为舒张期瓣叶呈圆顶状,增厚、瓣叶活动受限。

五、诊断及鉴别诊断

根据典型杂音、心房扩大及体循环淤血的症状和体征,一般即可作出诊断,对诊断有困难者可行右心导管检查,若三尖瓣平均跨瓣舒张压差低于 0.3 kPa(2 mmHg),即可诊断为三尖瓣狭窄。应注意与右心房黏液瘤、缩窄性心包炎等疾病相鉴别。

六、治疗

限制钠盐摄入及应用利尿剂,可改善体循环淤血的症状和体征;如狭窄显著,可行三尖瓣分离术或经皮球囊扩张瓣膜成形术。

第六节　三尖瓣关闭不全

一、病因

三尖瓣关闭不全多为功能性,常继发于左心瓣膜病变致肺动脉高压和右心室扩张,器质性病变者多见于风湿性心脏病,常为联合瓣膜病变。单纯性三尖瓣关闭不全非常少见,见于先天性三尖瓣发育不良、外伤、右心感染性心内膜炎等。

二、病理生理

先天性三尖瓣关闭不全可有以下病变:①瓣叶发育不全或缺如。②腱索、乳头肌发育不全、缺如或延长。③瓣叶、腱索发育尚可,瓣环过大。

后天性单独的三尖瓣关闭不全可发生于类癌综合征。

三尖瓣关闭不全引起的病理变化与二尖瓣关闭不全相似,但代偿期较长;病情若逐渐进展,最终可导致右心室、右心房肥大,右心室衰竭。如肺动脉高压显著,则病情发展较快。

三、临床表现

(一)症状

二尖瓣关闭不全合并肺动脉高压时,才出现心排血量减少和体循环淤血的症状。三尖瓣关闭不全合并二尖瓣疾病者,肺淤血的症状可由于三尖瓣关闭不全的发展而减轻,但乏力和其他心排血量减少的症状可更为加重。

(二)体征

主要体征为胸骨左下缘全收缩期杂音,吸气及压肝后可增强;如不伴肺动脉高压,杂音难以闻及。反流量很大时,有第三心音及三尖瓣区低调舒张中期杂音。颈静脉脉波图 V 波(又称回流波,为右心室收缩时,血液回到右心房及大静脉所致)增大;可扪及肝脏搏动。瓣膜脱垂时,在三尖瓣区可闻及非喷射性喀喇音。其淤血体征与右心衰竭相同。

四、辅助检查

(一)X 线检查

可见右心室、右心房增大。右心房压升高者,可见奇静脉扩张和胸腔积液;有腹水者,横膈上抬。透视时可看到右心房收缩期搏动。

(二)心电图检查

无特征性改变。可示右心室肥厚、劳损右心房肥大;并常有右束支阻滞。

(三)超声心动图检查

可见右心室、右心房增大,上下腔静脉增宽及搏动;二维超声心动图声学造影可证实反流,多普勒可判断反流程度。

五、诊断及鉴别诊断

根据典型杂音,右心室右心房增大及体循环淤血的症状及体征,一般不难作出诊断。应与二尖瓣关闭不全、低位室间隔缺损相鉴别。超声心动图声学造影及多普勒可确诊,并可帮助作出病因诊断。

六、治疗

(1)针对病因的治疗。

(2)由于右心压力低,三尖瓣口血流缓慢,易产生血栓,且三尖瓣置换有较高的手术死亡率并且远期存活率低,一般尽量采用三尖瓣成形术来纠正三尖瓣关闭不全。如单纯瓣环扩大、瓣叶病变轻、外伤性乳头肌断裂等可行三尖瓣成形术治疗。成形方法包括瓣环成形术和瓣膜成形术。

第五章　呼吸内科疾病诊疗

第一节　急性上呼吸道感染

急性上呼吸道感染是指鼻腔、咽或喉部急性炎症的概称。患者不分年龄、性别、职业和地区。全年皆可发病，冬春季节多发，可通过含有病毒的飞沫或被污染的用具传播，多数为散发性，但常在气候突变时流行。由于病毒的类型较多，人体对各种病毒感染后产生的免疫力较弱且短暂，并且无交叉免疫，同时在健康人群中有病毒携带者，故一个人一年内可有多次发病。

急性上呼吸道感染 70％～80％由病毒引起。主要有流感病毒（甲、乙、丙型）、副流感病毒、呼吸道合胞病毒、腺病毒、鼻病毒、埃可病毒、柯萨奇病毒、麻疹病毒、风疹病毒等。细菌感染可直接或继病毒感染之后发生，以溶血性链球菌为多见，其次为流感嗜血杆菌、肺炎链球菌和葡萄球菌等。偶见革兰氏阴性杆菌。其感染的主要表现为鼻炎、咽喉炎或扁桃体炎。

当有受凉、淋雨、过度疲劳等诱发因素，使全身或呼吸道局部防御功能降低时，原已存在于上呼吸道或从外界侵入的病毒或细菌可迅速繁殖，引起本病，尤其是老幼体弱或有慢性呼吸道疾病，如鼻旁窦炎、扁桃体炎、慢性阻塞性肺疾病患者更易罹患。

本病不仅具有较强的传染性，而且可引起严重并发症，应积极防治。

一、诊断标准

根据病史、流行情况、鼻咽部发生的症状和体征，结合周围血常规和胸部X线检查可作出临床诊断。进行细菌培养和病毒分离，或病毒血清学检查、免疫荧光法、酶联免疫吸附法、血凝抑制试验等，可能确定病因诊断。

(一)临床表现

根据病因不同,临床表现可有不同的类型。

1.普通感冒

普通感冒俗称"伤风",又称急性鼻炎或上呼吸道卡他,以鼻咽部卡他症状为主要表现。成人多为鼻病毒引起,其次为副流感病毒、呼吸道合胞病毒、埃可病毒、柯萨奇病毒等。起病较急,初期有咽干、咽痒或烧灼感,发病同时或数小时后,可有打喷嚏、鼻塞、流清水样鼻涕,2~3天后变稠。可伴咽痛,有时由于耳咽管炎使听力减退,也可出现流泪、味觉迟钝、呼吸不畅、声嘶、轻微咳嗽等。一般无发热及全身症状,或仅有低热、不适、轻度畏寒和头痛。检查可见鼻腔黏膜充血、水肿、有分泌物,咽部轻度充血。如无并发症,一般5~7天后痊愈。

2.流行性感冒

流行性感冒简称"流感",是由流行性感冒病毒引起。潜伏期1~2天,最短数小时,最长3天。起病多急骤,症状变化很多,主要以全身中毒症状为主,呼吸道症状轻微或不明显。临床表现和轻重程度差异颇大。

(1)单纯型:最为常见,先有畏寒或寒战、发热,继之全身不适,腰背发酸、四肢疼痛,头昏、头痛。部分患者可出现食欲缺乏、恶心、便秘等消化道症状。发热可高达39~40 ℃,一般持续2~3天。大部分患者有轻重不同的打喷嚏、鼻塞、流涕、咽痛、干咳或伴有少量黏液痰,有时有胸骨后烧灼感、紧压感或疼痛。年老体弱的患者,症状消失后体力恢复慢,常感软弱无力、多汗,咳嗽可持续1~2周或更长。体格检查:患者可呈重病容,衰弱无力,面部潮红,皮肤上偶有类似麻疹、猩红热、荨麻疹样皮疹,软腭上有时有点状红斑,鼻咽部充血水肿。本型中轻者,全身和呼吸道症状均不显著,病程仅1~2天,颇似一般感冒,单从临床表现颇难确诊。

(2)肺炎型:本型常发生在2岁以下的小儿,或原有慢性基础疾病,如二尖瓣狭窄、肺源性心脏病、免疫力低下以及孕妇、年老体弱者。其特点是在发病后24小时内可出现高热、烦躁、呼吸困难、咯血痰和明显发绀。全肺可有呼吸音减低、湿啰音或哮鸣音,但无肺实变体征。X线检查可见双肺广泛小结节性浸润,近肺门较多,肺周围较少。上述症状可进行性加重,抗生素无效。病程1周至1个月余,大部分患者可逐渐恢复,也可因呼吸循环衰竭在5~10天死亡。

(3)中毒型:较少见。肺部体征不明显,具有全身血管系统和神经系统损害,有时可有脑炎或脑膜炎表现。临床表现为高热不退、神志昏迷,成人常有谵妄,儿童可发生抽搐。少数患者由于血管神经系统紊乱或肾上腺出血,导致血压下降或休克。

（4）胃肠型：主要表现为恶心、呕吐和严重腹泻,病程 2～3 天,恢复迅速。

3.以咽炎为主要表现的感染

（1）病毒性咽炎和喉炎：由鼻病毒、腺病毒、流感病毒、副流感病毒以及肠病毒、呼吸道合胞病毒等引起。临床特征为咽部发痒和灼热感,疼痛不持久,也不突出。当有吞咽疼痛时,常提示有链球菌感染,咳嗽少见。急性喉炎多为流感病毒、副流感病毒及腺病毒等引起,临床特征为声嘶、讲话困难、咳嗽时疼痛,常有发热、咽炎或咳嗽。体检可见喉部水肿、充血,局部淋巴结轻度肿大和触痛,可闻及喘鸣音。

（2）疱疹性咽峡炎：常由柯萨奇病毒 A 引起,表现为明显咽痛、发热,病程约为 1 周。检查可见咽部充血,软腭、悬雍垂、咽及扁桃体表面有灰白色疱疹及浅表溃疡,周围有红晕。多于夏季发病,多见于儿童,偶见于成人。

（3）咽结膜热：主要由腺病毒、柯萨奇病毒等引起。临床表现有发热、咽痛、畏光、流泪、咽及结膜明显充血。病程 4～6 天,常发生于夏季,游泳中传播。儿童多见。

（4）细菌性咽-扁桃体炎：多由溶血性链球菌引起,次为流感嗜血杆菌、肺炎链球菌、葡萄球菌等引起。起病急,明显咽痛、畏寒、发热、体温可达 39 ℃ 以上。检查可见咽部明显充血,扁桃体肿大、充血,表面有黄色点状渗出物,颌下淋巴结肿大、压痛,肺部无异常体征。

（二）实验室检查

1.血常规

病毒性感染,白细胞计数多为正常或偏低,淋巴细胞比例升高。细菌感染者白细胞计数和中性粒细胞增多以及核左移。

2.病毒和病毒抗原的测定

视需要可用免疫荧光法、酶联免疫吸附法、血清学诊断和病毒分离鉴定,以判断病毒的类型,区别病毒和细菌感染。细菌培养可判断细菌类型和进行药物敏感试验。

3.血清 PCT 测定

有条件的单位可检测血清 PCT,有助于鉴别病毒性和细菌性感染。

二、治疗原则

上呼吸道病毒感染目前尚无特殊抗病毒药物,通常以对症处理、休息、忌烟、多饮水、保持室内空气流通、防治继发细菌感染为主。

(一)对症治疗

可选用含有解热镇痛、减少鼻咽充血和分泌物、镇咳的抗感冒复合剂或中成药,如对乙酰氨基酚、双酚伪麻片、美扑伪麻片、银翘解毒片等。儿童忌用阿司匹林或含阿司匹林药物以及其他水杨酸制剂,因为此类药物与流感的肝脏和神经系统并发症(Reye 综合征)相关,偶可致死。

(二)支持治疗

休息、多饮水、注意营养,饮食要易于消化,特别在儿童和老年患者更应重视。密切观察和监测并发症,抗生素仅在明确或有充分证据提示继发细菌感染时有应用指征。

(三)抗流感病毒药物治疗

现有抗流感病毒药物有两类:即离子通道 M_2 阻滞剂和神经氨酸酶抑制剂。其中 M_2 阻滞剂只对甲型流感病毒有效,治疗患者中约有 30% 可分离到耐药毒株,而神经氨酸酶抑制剂对甲、乙型流感病毒均有很好作用,耐药发生率低。

1.离子通道 M_2 阻滞剂

金刚烷胺和金刚乙胺。

(1)用法和剂量:见表 5-1。

表 5-1　金刚烷胺和金刚乙胺用法和剂量

药名	年龄(岁)			
	1～9	10～12	13～16	≥65
金刚烷胺	5 mg/(kg·d)(最高 150 mg/d),分 2 次	100 mg,每天 2 次	100 mg,每天 2 次	≤100 mg/d
金刚乙胺	不推荐使用	不推荐使用	100 mg,每天 2 次	100 mg 或 200 mg/d

(2)不良反应:金刚烷胺和金刚乙胺可引起中枢神经系统和胃肠不良反应。中枢神经系统不良反应有神经质、焦虑、注意力不集中和轻微头痛等,其中金刚烷胺较金刚乙胺的发生率高。胃肠道反应主要表现为恶心和呕吐,这些不良反应一般较轻,停药后大多可迅速消失。

(3)肾功能不全患者的剂量调整:金刚烷胺的剂量在肌酐清除率≤50 mL/min时酌情减少,并密切观察其不良反应,必要时可停药,血透对金刚烷胺清除的影响不大。肌酐清除率<10 mL/min时,金刚乙胺推荐减为100 mg/d。

2.神经氨酸酶抑制剂

目前有2个品种,即奥司他韦和扎那米韦。我国目前只有奥司他韦被批准临床使用。

(1)用法和剂量:①奥司他韦,成人75 mg,每天2次,连服5天,应在症状出现2天内开始用药。儿童用法见表5-2,1岁以内不推荐使用。②扎那米韦,6岁以上儿童及成人剂量均为每次吸入10 mg,每天2次,连用5天,应在症状出现2天内开始用药。6岁以下儿童不推荐作用。

表5-2　儿童奥司他韦用量(mg)

药名	体重(kg)			
	≤15	16~23	24~40	>40
奥司他韦	30	45	60	75

(2)不良反应:奥司他韦不良反应少,一般为恶心、呕吐等消化道症状,也有腹痛、头痛、头晕、失眠、咳嗽、乏力等不良反应的报道。扎那米韦吸入后最常见的不良反应有头痛、恶心、咽部不适、眩晕、鼻出血等。个别哮喘和慢性阻塞性肺疾病(COPD)患者使用后可出现支气管痉挛和肺功能恶化。

(3)肾功能不全的患者无须调整扎那米韦的吸入剂量。对肌酐清除率<30 mL/min的患者,奥司他韦减量至75 mg,每天1次。

(四)抗生素治疗

通常不需要抗生素治疗。如有细菌感染,可根据病原菌选用敏感的抗生素。经验用药,常选青霉素、第一代和第二代头孢菌素、大环内酯类或氟喹诺酮类。

第二节　急性气管-支气管炎

急性气管-支气管炎是由感染、物理刺激、化学刺激或过敏因素引起的气管-支气管黏膜的急性炎症。临床主要症状为咳嗽和咳痰。常发生于寒冷季节或气温突然变冷时。

一、病因和发病机制

(一)感染

急性气管-支气管炎可以由病毒和细菌直接感染所致,也可由上呼吸道感染病毒(如腺病毒、流感病毒、呼吸道合胞病毒和副流感病毒等)或细菌(如流感嗜血杆菌、肺炎链球菌、葡萄球菌等)蔓延而来。近年来,因支原体和衣原体引起的急性气管-支气管炎也趋于多见。

本病多发生于受凉、淋雨、过度疲劳等诱因导致机体气管-支气管防御功能下降时,往往在病毒感染的基础上继发细菌感染。

(二)物理、化学刺激

冷空气、粉尘、刺激性气体或烟雾(如二氧化硫、二氧化氮、氨气、氯气、臭氧等)的吸入,均可引起气管-支气管黏膜的急性炎症。

(三)变态反应

多种变应原均可引起气管和支气管的变态反应,如花粉、有机粉尘、真菌孢子等的吸入;钩虫、蛔虫的幼虫在肺内移行及细菌蛋白质等。

二、病理

气管、支气管黏膜充血、水肿,有淋巴细胞和中性粒细胞浸润;纤毛细胞损伤、脱落;黏液腺体增生、肥大,分泌物增加。炎症消退后,气道黏膜的结构和功能可恢复正常。

三、临床表现

(一)症状

起病较急,常先有上呼吸道感染症状,继之出现干咳或伴少量黏痰,痰量逐渐增多、咳嗽症状加剧,偶可痰中带血。如果伴有支气管痉挛,可出现程度不同的胸闷、气喘。

全身症状一般较轻,可有低度到中度发热,多在3～5天后降至正常。咳嗽和咳痰可延续2～3周才消失。

(二)体征

体检时两肺呼吸音多粗糙,可闻及散在干、湿啰音,啰音部位常常不固定,咳嗽后可减少或消失。

四、实验室和辅助检查

(一)血常规检查

多数患者的 X 线片病例的白细胞计数和分类无明显改变,细菌感染时白细胞总数和中性粒细胞可增多。

(二)痰液检查

痰液涂片和培养可发现致病菌。

(三)胸部 X 线检查

多数患者的 X 线片影像上表现为肺纹理增粗,少数病例无异常表现。

五、诊断和鉴别诊断

(一)诊断

根据上述病史,咳嗽和咳痰等临床症状,两肺闻及散在干、湿啰音,结合血常规检查和胸部X线检查结果,可对本病作出临床诊断。痰液涂片和培养等检查有助于病因诊断。

(二)鉴别诊断

需与本病相鉴别的疾病包括以下几种。

1.流行性感冒

常有流行病史;起病急骤,全身中毒症状重,可出现高热、全身肌肉酸痛、头痛、乏力等症状,但呼吸道症状较轻;根据病毒分离和血清学检查结果可确定诊断。

2.急性上呼吸道感染

鼻咽部症状明显;一般无显著的咳嗽、咳痰;肺部无异常体征;胸部 X 线检查正常。

3.其他疾病

支气管肺炎、肺结核、支气管哮喘(包括咳嗽变异性哮喘)、肺脓肿、麻疹、百日咳等多种疾病,均可能出现类似急性气管-支气管炎的临床症状,应根据这些疾病的临床特点加以鉴别。

六、治疗

(一)一般治疗

适当休息、注意保温、多饮水,避免吸入粉尘和刺激性气体。

(二)对症治疗

1.镇咳

可酌情应用右美沙芬、喷托维林或苯丙哌林等镇咳剂。但对于有痰的患者不宜给予可待因等强力镇咳药,以免影响痰液排出。兼顾镇咳与祛痰的复方制剂在临床应用较为广泛。

2.祛痰

除了复方氯化铵、溴己新、N-乙酰-L-半胱氨酸(NAC)和鲜竹沥口服液等常用祛痰药外,近年来,溴己新的衍生物盐酸氨溴索和从桃金娘科植物中提取的标准桃金娘油也在临床广泛应用。

3.解痉、抗过敏

对于发生支气管痉挛的患者,可给予解痉平喘和抗过敏药物,如氨茶碱、沙丁胺醇和马来酸氯苯那敏等。

(三)抗菌药物治疗

应及时应用抗菌药物控制气管-支气管内的炎症。一般可选用青霉素类、头孢菌素类、大环内酯类(红霉素、罗红霉素、阿奇霉素等)或呼吸喹诺酮类。

七、预后和预防

(一)预后

多数患者的预后良好,但少数治疗延误或不当、反复发作的患者,可因病情迁延发展为慢性支气管炎。

(二)预防

避免受凉、劳累,防治上呼吸道感染,避免吸入环境中的变应原,净化环境,防止空气污染,可预防本病的发生;参加适当的体育锻炼,增强体质,提高呼吸道的抵抗力,也可减少本病的发生。

第三节　慢性支气管炎

一、概说

慢性支气管炎是气管、支气管黏膜及其周围组织的慢性非特异性炎症,临床上以咳嗽、咳痰为主要症状,每年发病持续 3 个月,连续 2 年或 2 年以上。排除具有咳嗽、咳痰、喘息症状的其他疾病(如肺结核、肺尘埃沉着症、肺脓肿、心脏病、心功能不全、支气管扩张、支气管哮喘、慢性鼻咽炎、食管反流综合征等疾病)。慢性支气管炎在老年人中发病率最高,北方高于南方,山区高于平原,农村高于城市,吸烟者高于不吸烟者,空气污染严重的地方发病率较高。如病情迁延,反复发作者可导致支气管扩张、阻塞性肺气肿及肺源性心脏病等并发症的发生。

二、诊断

(一)临床表现

1.病史

见于临床上咳嗽、咳痰为主要症状或伴有喘息,每年发病持续 3 个月,并持续 2 年或 2 年以上,反复发作而能排除心脏疾病和呼吸道其他疾病的患者。

2.症状

可分为单纯型和喘息型两种临床类型,前者主要表现为咳嗽、咳痰;后者除咳嗽、咳痰外,尚有喘息症状。慢性支气管炎临床可分为以下三期。

(1)急性发作期。1 周内出现脓性或黏液脓性痰,痰量明显增多或伴有其他炎症表现;或 1 周内咳、痰、喘症状任何一项加剧至重度。

(2)慢性迁延期。有不同程度的咳、痰、喘症状,迁延不愈;或急性发作期症状一个月后仍未恢复到发作前水平。

(3)临床缓解期。经治疗或临床缓解,症状基本消失或偶有轻微咳嗽少量痰液,保持 2 个月以上者。

3.体征

慢性支气管炎患者早期可无任何阳性体征;急性发作期两肺下部常可闻及干、湿啰音;喘息型者可闻及哮鸣音;并发肺气肿时则可有肺气肿体征。

(二)实验室检查

慢性支气管炎患者缓解期阶段,血常规检查白细胞计数一般无变化;急性发作期或并发肺部急性感染时,白细胞数及中性粒细胞数增多,喘息型者则见嗜酸性粒细胞增多,但老年人由于免疫力降低,白细胞检查可正常;痰液检查于急性发作期阶段,中性粒细胞可增多,喘息型常见有较多的嗜酸性粒细胞;痰涂片或培养可找到引起炎症发作的致病菌。

(三)特殊检查

1.X 线检查

早期常无异常改变;反复发作时可见肺纹理粗乱,严重时可呈网状、条索状、斑点状阴影;如并发肺气肿者则双肺透亮度增加,横膈低位以及肋间隙增宽等表现。

2.支纤镜检查

慢性支气管炎患者一般可见支气管黏膜增厚、充血、水肿等炎性改变,可取分泌物送检涂片或培养检查,以确定有无细菌感染。

3.免疫学检查

慢性支气管炎患者表现为细胞免疫功能低下,尤见于老年患者。由于支气管黏膜受损,分泌型 IgA(SIgA)水平下降,故痰中 SIgA 可明显减少。

4.自主神经功能检查

慢性支气管炎患者往往表现自主神经功能紊乱,以副交感神经功能亢进为主。

5.肺功能检查

慢性支气管炎患者早期多无明显异常,但也有部分患者表现为小气道阻塞征象,如频率依赖性肺顺应性降低;75%肺活量最大呼气流速(V75)、50%肺活量最大呼气流速(V50)、25%肺活量最大呼气流速(V25)、最大呼气后期流速(FEF75~85)等均见明显降低;闭合气量(CV)可增加。

6.动脉血气分析

早期无明显变化。长期反复发作的慢性支气管炎或并发阻塞性肺气肿的患者,也可有轻度的低氧血症表现。

三、鉴别诊断

(一)肺结核

咳嗽、咳痰无季节性,常随病灶破溃程度及病灶周围炎而加重,往往有低热、盗汗、消瘦和食欲缺乏克雷伯等结核中毒症状,血沉增高,结核菌素试验为强阳性,X 线胸片及查痰找结核菌能明确诊断。

(二)支气管肺癌

多发生于 40 岁以上,特别是有多年吸烟史者,咳嗽常呈刺激性,或有少量痰,且痰中多带血,血清唾液酸增高,癌胚抗原(CEA)阳性,X 线检查、痰脱落细胞检查、纤维支气管镜检查及 CT 检查等可以确诊。

(三)支气管扩张

亦有慢性反复性咳嗽,但常伴有大量脓性痰和反复咯血,胸部听诊多在肺的中下部闻及固定性湿啰音,以单侧为多,并可见杵状指,胸部 X 线检查见肺纹理粗乱或呈卷发状,支气管造影可获诊断。

(四)支气管哮喘与喘息型慢性支气管炎

临床上有时颇难鉴别,支气管哮喘常有明显的个人及家族过敏史,以发作性哮喘为特征,多有一定的季节性,以秋季发病居多,血中常有 IgE 升高,发作时两肺满布哮鸣音,应用支气管扩张剂能见效,缓解后可毫无症状和体征,这均有助于两者的鉴别。

四、并发症

本病常可并发肺炎、支气管扩张、阻塞性肺气肿及肺源性心脏病等。

五、治疗

慢性支气管炎急性加重期伴有感染时,中医药效果不满意者,可配合西药治疗。

(一)控制感染

抗菌药物治疗可选用喹诺酮类、大环内酯类、β-内酰胺类或磺胺类口服,病情严重时静脉给药。如左氧氟沙星 0.4 g,每天 1 次;罗红霉素 0.3 g,每天 2 次;阿莫西林 2～4 g/d,分 2～4 次口服;头孢呋辛 1.0 g/d,分 2 次口服;复方磺胺异唑,每次 2 片,每天 2 次。若能查明致病菌及进行药敏试验,选择有效抗菌药物。

(二)镇咳祛痰

可试用复方甘草合剂 10 mL,每天 3 次;或复方氯化铵合剂 10 mL,每天 3 次;也可加用祛痰药溴己新 8～16 mg,每天 3 次;盐酸氨溴索 30 mg,每天 3 次;桃金娘油 0.3 g,每天 3 次。干咳为主者可用镇咳药物,如右美沙芬、那可丁或其合剂等。

(三)解痉平喘

有气喘者可加用解痉平喘药,如氨茶碱 0.1 g,每天 3 次,或用茶碱控释剂,或长效 β_2 受体激动剂联合糖皮质激素吸入。

(四)其他

缓解期阶段,嘱患者戒烟,避免有害气体和其他有害颗粒的吸入;增强体质,预防感冒;反复呼吸道感染者,可选用转移因子、核酸及菌苗等配合中药扶正固本,以增强机体的免疫功能,对预防感冒及减少慢性支气管炎复发有一定作用。

第四节 支气管扩张

支气管扩张是指由支气管及其周围肺组织的慢性炎症所导致的支气管壁肌肉和弹性组织破坏,管腔形成不可逆性扩张、变形。本病多数为获得性,患者多有童年麻疹、百日咳或支气管肺炎等病史。临床症状有慢性咳嗽、咳大量脓痰和反复咯血。过去本病常见,在呼吸系统疾病中发病率仅次于肺结核;随着人民生活的改善,麻疹、百日咳疫苗的预防接种,以及抗生素的应用等,本病已明显减少。

一、病因和发病机制

多种原因都可以引起支气管扩张。虽然我国近年来由支气管-肺感染所致的支气管扩张(感染后性支气管扩张)和由支气管-肺结核所致的支气管扩张(结核后性支气管扩张)病例数已明显减少,但仍然是各种原因中最多见的。由其他原因引起的支气管扩张也应受到重视。

支气管扩张发病机制中的关键环节为支气管感染和支气管阻塞,两者相互影响,形成恶性循环,最终导致支气管扩张。另外,支气管外部纤维的牵拉、先天性发育缺陷及遗传因素等也可引起支气管扩张。

(一)支气管-肺感染

婴幼儿时期严重的支气管-肺感染是引起支气管扩张的主要原因之一,如麻疹、百日咳、流行性感冒等,可并发细菌感染而引起细支气管炎和严重的支气管肺炎,从而造成支气管管壁的破坏和附近组织纤维收缩;这些病变使支气管引流不畅,分泌物潴留,导致阻塞;而阻塞又容易诱发感染。这一感染-阻塞-感染的过程反复进行,最终导致支气管扩张。支气管和肺部慢性感染,如慢性肺脓肿等,使支气管管壁的弹性纤维和平滑肌破坏、断裂,支气管变薄,弹性下降,易于扩张。肺结核在痊愈过程中常伴有支气管肺组织纤维组织增生,牵拉支气管,造成局部支气管扭曲、变形,分泌物不易被清除;随后继发的普通细菌感染使病变进入感染-阻塞-感染的恶性循环过程,最终形成支气管扩张。

(二)支气管器质性阻塞

支气管管腔内肿瘤、异物或管外肿大淋巴结可以造成支气管狭窄或部分阻塞,在支气管内形成活瓣作用,使得空气吸入容易而呼出难,阻塞部位以下的支气管内压逐渐增高,造成管腔扩张,同时部分阻塞使得引流不畅,易引起继发感染而破坏管壁,形成本病。

(三)支气管外部的牵拉作用

肺组织的慢性感染或结核病灶愈合后的纤维组织牵拉,也可形成支气管扩张。

(四)先天及遗传因素

纤毛细胞发育不全,使纤毛杆与各纤丝之间只有致密基质,而浮状物与纤丝间的联系和/或动力蛋白侧臂有所缺失,这将引起纤毛固定,纤毛-黏液排送系统的功能明显降低,故易发生支气管扩张、鼻窦炎、中耳炎、支气管炎和肺炎等。卡塔格内综合征包括右位心、鼻旁窦炎和支气管扩张三种病变。多认为纤毛功能异常是其发病的原因:胚胎发育早期,纤毛功能异常使内脏不能进行正常转位,从而形成右位心和其他内脏反位。纤毛功能异常也影响精子的运动,故男性患者常有不孕症。

遗传因素参与支气管扩张形成,如囊性纤维化、先天性低丙种球蛋白血症、先天性肺血管发育畸形等。囊性纤维化在白种人较常见,但我国基本尚无病例报道。

二、病理

支气管弹力组织、肌层以及软骨等陆续遭受破坏,由纤维组织代替,管腔逐渐扩张。按形态分为柱状和囊状两种,常合并存在。柱状扩张的管壁破坏较轻。随着病情发展,破坏严重,才出现囊状扩张。管壁黏膜的纤毛上皮细胞被破坏,反复出现慢性和急性炎症,黏膜有炎症细胞和溃疡形成,柱状上皮细胞常有鳞状化生。支气管动脉和肺动脉的终末支常有扩张与吻合,有的毛细血管扩张形成血管瘤,以致患者常有咯血。受累肺叶或肺段多见肺容积缩小甚至肺不张。周围肺组织常见反复感染的病理改变。

感染后性支气管扩张多见于下叶基底段支气管的分支。由于左下叶支气管较细长,且受心脏血管的压迫,引流不畅,容易招致继发感染,故左下叶支气管扩张多于右下叶。舌叶支气管开口接近下叶背段,易受下叶感染的影响,故左下叶与舌叶的支气管扩张常同时存在。结核后性支气管扩张多位于肺上叶,特别多见于上叶尖段与后段支气管及其分支。下叶背段的支气管扩张多数也是结核后性者。右中叶支气管较细长,周围有内、外、前三组淋巴结围绕,易引起肺不张及继发感染,反复发作也可发生支气管扩张。

三、临床表现

(一)症状

一部分患者支气管扩张的起病可追查到童年曾有麻疹、百日咳或支气管肺炎的病史,以后常有反复发作的呼吸道感染;但多数患者询问不出特殊病史。早期轻度支气管扩张可完全无症状,或仅有轻微咳嗽和少量咳痰症状;经过若干时间,由于支气管化脓性感染逐渐加重,病变范围逐渐扩大,乃出现咳嗽、咳大量脓痰和反复咯血等典型的支气管扩张症状。部分病例由于首先咯血而就诊,经X线胸片或肺高分辨率CT检查而发现本病;此类患者平时无慢性咳嗽、大量脓痰等症状,主要表现为反复咯血,故又称干性支气管扩张;其病变多位于上叶支气管,引流较好,故不易感染,常见于结核后性支气管扩张患者。

1.慢性咳嗽、咳大量脓痰

一般多为阵发性,每天痰量可达 100~400 mL,咳痰多在体位改变时,如起床及就寝时最多,因为支气管扩张感染后,管壁黏膜被破坏,丧失了清除分泌物的功能,引起分泌物的积滞,当体位改变时,分泌物接触到正常黏膜,引起刺激,出现咳嗽及咳大量脓痰。痰液呈黄色脓样,若有厌氧菌混合感染则有臭味。收集全日痰液于玻璃瓶中,数小时后分层:上层为泡沫,下悬脓性成分,中层为混浊黏液,下层为坏死组织沉淀物。

2.反复咯血

多数患者有反复咯血,血量不等,可为痰中带血或小量咯血,亦可表现为大咯血。其原因是支气管表层肉芽组织创面上的小血管或管壁内扩张的小血管破裂出血所致。而所谓干性支气管扩张则以咯血为主要症状,平时有咳嗽,但咳痰不明显。

3.反复肺部感染

其特点是同一肺段反复发生肺炎并迁延不愈。常由上呼吸道感染向下蔓延,支气管感染加重、引流不畅时,炎症扩展至病变支气管周围的肺组织所致。感染重时,出现发热、咳嗽加剧、痰量增多、胸闷、胸痛等症状。因扩张的支气管发生扭曲、变形,引流更差,常于同一肺段反复发生肺炎。由于长期反复感染,反复使用抗生素,使耐药菌的出现概率明显增高,例如耐药性铜绿假单胞菌就比较多见,给治疗带来困难。

4.慢性感染中毒症状

反复继发感染可引起全身中毒症状,如发热、盗汗、食欲下降、消瘦、贫血等,儿童可影响发育。

(二)体征

早期支气管扩张可无异常体征。病变严重或继发感染,使支气管内有渗出物时,病变部位可听到固定而持久的局限性湿啰音,痰咳出后湿啰音仅可暂时减少或消失。若合并有肺炎时,则可有叩诊浊音和呼吸音减弱等肺炎体征。随着并发症如支气管肺炎、肺纤维化、胸膜增厚与肺气肿等的发生,可出现相应的体征。病程较长的支气管扩张患者可有发绀、杵状指(趾)等体征,全身营养状况也较差。

四、实验室和辅助检查

(一)影像学检查

由于支气管扩张的本质特征是其不可逆性的解剖学改变,故影像学检查对于诊断具有决定性的价值。①胸部后前位 X 线检查:诊断支气管扩张的特异性好,但敏感性不高。早期轻症患者,一般胸部后前位 X 线检查常无特殊发现,或仅有患侧肺纹理增强。疾病后期,X 线显示不规则环状透光阴影,或呈蜂窝状(所谓卷发影),甚至有液平面,可以确认囊性支气管扩张的存在。有时可见肺段或肺叶不张。对于已经确诊为支气管扩张的患者复诊或进行随访时,一般可以仅行后前位 X 线检查。②胸部高分辨率 CT 检查:对于支气管扩张具有确诊价值,可明确支气管扩张累及的部位、范围和病变性质,初次诊断支气管扩张的患者,如条件许可,均应进行本项检查。柱状扩张管壁增厚,并延伸至肺的周边;囊状扩张表现为支气管显著扩张,成串或成簇囊样病变,可含气液面;常见肺不张或肺容积缩小的表现。以往支气管碘油或碘水造影结果是确诊支气管扩张的"金标准"。现在由于胸部 CT 技术不断发展,特别是多排 CT 检查技术应用于临床,其成像时间很短,扫描层厚很薄(最小层厚可<1 mm),影像的空间分辨率和密度分辨率都很高,对支气管扩张的诊断准确性很高;加之使用方便,没有支气管造影的不良反应,因此,已经取代了支气管造影检查。

(二)纤维支气管镜(纤支镜)检查

由于目前常规使用的纤支镜一般可以到达 3 级支气管,可以窥见 4 级支气管,而支气管扩张病变一般都发生于较远端的支气管,故经纤支镜直接窥见支气管扩张病变的概率不高。对部分患者可发现出血部位及支气管阻塞的原因,对支气管扩张的病因及定位诊断有一定帮助;经纤支镜取培养标本对于明确感染的病原菌有一定价值。

(三)肺功能检查

支气管扩张的肺功能改变与病变的范围及性质有密切关系。病变局限者,由于肺具有极大的贮备力,肺功能一般无明显改变。柱状扩张对肺功能影响较轻微。囊状扩张的支气管破坏较严重,可并发阻塞性肺气肿。肺功能的损害表现为阻塞性通气障碍,可见第一秒钟用力呼气量和最大通气量减少,残气容积占肺总量百分比增高。随着病情的进展,功能性损害加重,出现通气与血流比例失调以及弥散功能的障碍等,可导致动脉血氧分压降低和动脉血氧饱和度下降。病变严重时,可并发肺源性心脏病,甚至右心功能衰竭。

(四)血常规检查

无感染时血白细胞计数多正常,继发感染时则可增高。

(五)痰微生物检查

痰涂片可发现革兰氏阴性及阳性细菌;培养可检出致病菌,药敏试验结果对于临床正确选用抗生素具有一定指导价值。

(六)其他

对于怀疑有免疫功能缺陷者应对体液免疫与细胞免疫功能进行检查,例如进行血 IgG、IgA、IgM 浓度测定。对于怀疑有纤毛功能障碍者可以取呼吸道黏膜活检标本行电镜检查。对于怀疑囊性纤维化者应测定汗液的钠浓度,还可以进行有关基因的检测。

五、诊断和鉴别诊断

(一)诊断

根据慢性咳嗽、大量脓痰、反复咯血及肺部感染等病史,肺部闻及固定而持久的局限性湿啰音,结合X线检查发现符合支气管扩张的影像改变等,可作出诊断;对于临床怀疑支气管扩张,但后前位 X 线胸片无明显异常的患者,依据胸部CT 尤其是高分辨率 CT 扫描结果可作出诊断。

对于明确诊断支气管扩张者还要注意了解其基础疾病,我国以感染后性支气管扩张和结核后性支气管扩张多见,但也应该注意其他较少见的病因,必要时应进行相应的实验室检查。

(二)鉴别诊断

1.慢性支气管炎

有时与支气管扩张不易鉴别,但多发生于 40 岁以上的患者,咳嗽、咳痰症状以冬、春季节为主,痰为白色泡沫样黏痰,感染急性发作时可呈脓性,痰量较少,且无反复咯血史。肺部的干、湿啰音散在分布。

2.肺脓肿

有大量咳脓痰史,但起病急骤,有寒战、高热等中毒症状,X 线检查可发现脓肿阴影或脓腔。需要注意的是,慢性肺脓肿常并发支气管扩张,支气管扩张患者亦易发生肺脓肿。对此类患者,首先应行抗感染治疗,炎症控制后,应行 CT 检查,以明确诊断。

3.肺结核

可有慢性咳嗽、咳痰,但常有午后低热、盗汗、消瘦等全身结核中毒症状,且痰量少。病变多位于上叶,体征为肺尖或锁骨下区轻度浊音和细湿啰音。X 线检查可发现病灶,可有钙化。痰内可查见抗酸杆菌。

4.支气管肺癌

干性支气管扩张以咯血为主,有时易误诊为肺癌。但后者多发生于 40 岁以上的男性吸烟患者,行胸部 X 线检查、纤维支气管镜检查、痰细胞学检查等可作出鉴别。

5.先天性支气管囊肿

与支气管相通且合并感染时可有发热、咳嗽、咳痰及反复咯血。X 线检查和胸部 CT 检查可助诊断,可见边缘整齐光滑、圆形或卵圆形的阴影,多位于上肺野,或两肺弥漫性分布,有时可有液平,受累肺叶一般无明显的容积缩小或肺不张。

六、治疗

支气管扩张的内科治疗重点为控制感染和促进痰液引流;必要时应考虑外科手术切除。

(一)内科治疗

1.一般治疗

根据病情轻重,合理安排休息。合并感染及咯血时,应卧床休息。平时应避免受凉,劝导戒烟,预防呼吸道感染。反复长期感染、反复咯血而身体虚弱者应加强营养。

2.控制感染

有发热、咳脓痰等化脓性感染时,可根据病情、痰培养及药物敏感试验结果选用抗感染药物。病情较轻者可选用口服抗感染药物,病情较重者可静脉使用抗感染药物,如喹诺酮类、头孢菌素类等,怀疑有厌氧菌感染者可使用甲硝唑。疗程以控制感染为度,即全身中毒症状消失,痰量及脓性成分减少,肺部湿啰音减少或消失即可停药。不宜长期使用抗感染药物,以免发生真菌感染等不良反应。

3.祛除痰液

(1)体位引流:可促进脓痰排出,减轻中毒症状,有时较抗感染药物治疗更易见效。应根据病变部位采用相应体位。一般要求病变部位较气管和喉部为高的体位,使病肺处于高位,使引流支气管的开口向下。如病变在下叶时最适用的引流法是使患者俯卧,前胸靠近床沿,头向下,进行深呼吸和咳痰。病变在中叶取仰卧位,床脚垫高 30 cm 左右,取头低脚高位。病变在上叶则可取坐位或其他适当姿势,以利排痰。体位引流应持之以恒。

(2)祛痰剂:可使痰液稀薄便于咳出,如氯化铵 0.3 g,溴己新 16 mg,盐酸氨溴索片 30 mg,鲜竹沥 10 mL,日服 3 次。

(3)雾化吸入:可稀释分泌物,使其易于排出,促进引流,有利于控制感染。可选用生理盐水超声雾化吸入,每天 2~3 次。雾化吸入宜在体位引流痰液后实施。

4.咯血的处理

大量咯血可引起窒息死亡,必须积极治疗。

(二)外科治疗

随着抗感染药物的不断发展,外科手术已较少采用,但对那些病灶局限而内科治疗无效者仍应考虑手术治疗。手术适应证为:反复发作严重呼吸道急性感染或大量咯血,病变范围一般不超过两个肺叶,年龄一般在 10~40 岁,全身情况良好,心肺功能无严重障碍的患者。根据术后随访,10%~40%的患者咯血及感染等支气管扩张症状再发,可能是由于术前对一部分扩张支气管漏诊所致,但也有一部分病例是术后残存支气管因扭曲、移位导致引流不畅而新产生支气管扩张,因此手术应严格掌握适应证。大咯血患者有时需急诊手术治疗。病变广泛或伴有严重肺气肿、肺功能严重损害者,为手术禁忌。

七、预防

积极防治呼吸道感染,尤其是幼年时期的麻疹、百日咳、鼻窦炎、支气管肺炎、肺脓肿等,积极预防、治疗肺结核,对预防支气管扩张的发生具有重要意义。

第六章　肾内科疾病诊疗

第一节　急性肾小球肾炎

急性肾小球肾炎简称急性肾炎，是一种常见的原发性肾小球疾病。本病大多呈急性起病，临床表现为血尿、蛋白尿、高血压、水肿、少尿及氮质血症。因其表现为一组临床综合征，为此又称为"急性肾炎综合征"。急性肾小球肾炎常见于多种致病微生物感染之后发病，尤其是链球菌感染，但也有部分患者由其他微生物感染所致，如葡萄球菌、肺炎链球菌、伤寒杆菌、梅毒、病毒、原虫及真菌等引起。通常临床所指的急性肾小球肾炎即指链球菌感染后肾小球肾炎，本节也以此为重点阐述。

一、急性肾小球肾炎发病机制与临床表现

（一）发病因素机制

本病发病与抗原抗体介导的免疫损伤密切相关。当机体被链球菌感染后，其菌体内某些有关抗原与相应的特异抗体于循环中形成抗原-抗体复合物，随血流抵达肾脏，沉积于肾小球而致病。但也可能是链球菌抗原中某些带有阳电荷的成分通过与肾小球基膜（GBM）上带有阴电荷的硫酸类肝素残基作用，先植于GBM，然后通过原位复合物方式而致病。当补体被激活后，炎症细胞浸润，导致肾小球免疫病理损伤而致疾病。肾小球毛细血管的免疫性炎症使毛细血管腔变窄，甚至闭塞，并损害肾小球滤过膜。可出现血尿、蛋白尿及管型尿等，并使肾小球滤过率下降。因而对水钠各种溶质（包括含氮代谢产物、无机盐）的排泄减少，而发生水钠潴留，继而引起细胞外液容量增加。因此，临床上有水肿、尿少、全身循环充血状态、呼吸困难、肝大、静脉压增高等表现。本病引发的高血压目前认

为是由于血容量增加所致,同时,也可能与肾素-血管紧张素-醛固酮系统活力增强有关。

本病急性期表现为弥漫性毛细血管内增生性肾小球肾炎、肾小球增大,并含有细胞成分,内皮细胞肿胀,系膜细胞浸润。电镜下可见上皮下沉淀物呈驼峰状。免疫荧光检查可见弥漫的呈颗粒状的毛细血管襻或系膜区的 IgG、C_3 和备解素的免疫沉着,偶有少量 IgM 和 C_4。

(二)临床表现

急性肾小球肾炎可发生于各年龄组,但以儿童及青少年多见。本证起病较急,病情轻重不一,多数病例患病前有链球菌感染史。感染灶以上呼吸道及皮肤为主,如扁桃体炎、咽炎、气管炎、鼻窦炎等。在上述前驱感染后,有 1～3 周无症状的间歇期。间歇期后,即急性起病,首发症状多为水肿和血尿,是典型性急性肾炎综合征。重症者可发生急性肾衰竭。

1.全身症状

发病时症状轻重不一,患者常有头痛、食欲减退、恶心呕吐、腰困、疲乏无力,部分患者先驱感染没有控制,可有发热、咽喉疼痛、咳嗽、体温一般在 38 ℃上下,发热以儿童多见。

2.水肿、少尿

水肿、少尿常为本病的首发症状,占患者的 80%～90%,在发生水肿之前,患者都有少尿。轻者仅晨起眼睑水肿,或伴有双下肢轻度可凹性水肿,面色较苍白。重者可延及全身,体重增加。水肿出现的部位主要取决于两个因素,即重力作用和局部组织张力。儿童皮肤及皮下组织较紧密,则水肿的凹陷性不十分明显。另外,水肿的程度还与钠盐的食入量有密切关系。钠盐入量多则水肿加重,严重者可有胸腔积液、腹水。

3.血尿

几乎全部患者均有肾小球源性血尿,是本病常见的初起症状。尿是浑浊棕红色,洗肉水样色。一般在数天内消失,也可持续 1～2 周转为镜下血尿。经治疗后一般镜下血尿多在 6 个月内完全消失。也可因劳累、紧张、感染后反复出现镜下血尿,也有持续 1～2 年才完全消失。

4.蛋白尿

多数患者有不同程度的蛋白尿,以清蛋白为主。极少数患者表现为肾病综合征。蛋白尿持续存在提示病情迁延或有转为慢性肾炎的可能。

5.高血压

大部分患者可出现一过性轻、中度高血压。收缩压、舒张压均增高,往往与血尿、水肿同时存在。一般持续2～3周,多随水肿消退而降至正常。产生原因主要与水钠潴留、血容量扩张有关。经利尿消肿后血压随之下降,少数患者可出现重度高血压,并可并发高血压脑病、心力衰竭或视网膜病变,出现充血性心力衰竭、肺水肿等。

6.肾功能异常

少数患者可出现少尿(<400 mL/24 h)、肾功能一过性受损,表现为轻度氮质血症。于2周后尿量增加,肾功能于利尿后数天内可逐渐恢复,仅有极少数患者可表现为急性肾衰竭。

二、急性肾小球肾炎的诊断与鉴别诊断

(一)诊断

1.前驱感染史

一般起病前有呼吸道或皮肤感染,也可能有其他部位感染。

2.尿常规及沉渣检查

(1)血尿:为急性肾炎重要表现,肉眼血尿或镜下血尿,尿中红细胞多为严重变形红细胞,这是由于红细胞通过病变毛细血管壁和流经肾小管过程中,因渗透压改变而变形。此外,还可见红细胞管型,表示肾小球有出血渗出性炎症,是急性肾炎的重要特点。

(2)管型尿:尿沉渣中常见有肾小管上皮细胞、白细胞,偶有白细胞管型及大量透明和颗粒管型,一般无蜡样管型及宽大管型,如果出现此类管型,提示原肾炎急性加重,或全身系统性疾病,如红斑狼疮或血管炎。

(3)尿蛋白:通常为(＋)～(＋＋),24小时蛋白总量<3.0 g,尿蛋白多属非选择性。

(4)尿少与水肿:本病急性发作期24小时尿量一般在1 000 mL以下,并伴有面部及下肢轻度水肿。

3.血常规检查

白细胞计数可正常或增加,此与原感染性是否仍继续存在有关。急性期血沉常增快,一般在30～60 mm/h,常见轻度贫血,此与血容量增大、血液稀释有关,于利尿消肿后即可恢复,但也有少数患者有微血管溶血性贫血。

4.肾功能及血生化检查

急性期肾小球滤过率(GFR)呈不同程度下降,但肾血浆流量常可正常。因此滤过分数常下降。与肾小球功能受累相比,肾小管功能相对良好,肾浓缩功能仍多保持正常。临床常见一过性氮质血症,血中尿素氮、肌酐轻度增高,尿钠和尿钙排出减少,不限进水的患者可有轻度稀释性低钠血症。此外,还可出现高血钾和代谢性酸中毒症。

5.有关链球菌感染的细胞学和血清学检查

链球菌感染后,机体对菌体成分及其产物相应的抗体,如抗链球菌溶血素 O 抗体(ASO),其阳性率可达 50%~80%,常借助检测此抗体以证实前期的链球菌感染。通常在链球菌感染后2~3周出现,3~5周滴度达高峰,半年内可恢复正常,75%患者 1 年内转阴。在判断所测结果时应注意,ASO 滴度升高仅表示近期内曾有链球菌感染,与急性肾炎发病的可能性及病情严重性不直接相关。经有效抗生素治疗者其阳性率降低,皮肤感染灶患者阳性率也低。另外,部分患者起病早期循环免疫复合物及血清冷球蛋白可呈阳性,但应注意病毒所致急性肾炎者可能前驱期短,一般为 3~5 天,以血尿为主要表现,C_3 不降低,ASO 不增高,预后好。

血浆补体测定除个别病例外,肾炎病程早期,血总补体及 C_3 均明显下降,6 周后可恢复正常,此规律性变化为急性肾炎的典型表现。血清补体下降程度与急性肾炎病情轻重无明显相关,但低补体血症持续 8 周以上者,应考虑有其他类型肾炎的可能,如膜增生性肾炎、冷球蛋白血症或狼疮性肾炎等。

6.血浆蛋白和脂质测定

本症患者有少数清蛋白常轻度降低,这是由于水钠潴留的血容量增加和血液稀释造成,并不是由尿蛋白丢失而致,经利尿消肿后可恢复正常。有少数患者伴有 α_2、β 脂蛋白增高。

7.其他检查

如少尿一周以上或进行性尿量减少伴肾功能恶化者、病程超过两个月而无好转趋势者、急性肾炎综合征伴肾病综合征者,应考虑进行肾活检以明确诊断,指导治疗。

8.非典型病例的临床诊断

最轻的亚临床病例可全无水肿、高血压和肉眼血尿,仅于链球菌感染后或急性肾炎紧密相接触者,行尿常规检查而发现镜下血尿,甚或尿检也正常,仅血中 C_3 呈典型的规律性改变,即急性期明显降低,而6~8 周恢复正常。此类患者如行肾活检可呈典型的毛细血管内增生及特征性驼峰病变。

（二）鉴别诊断

1.发热性尿蛋白

急性感染发热患者可出现蛋白尿、管型及镜下血尿，极易与不典型或轻度急性肾炎患者相混淆，但前者无潜伏期，无水肿和高血压，热退后尿常规迅速恢复正常。

2.急进性肾炎

起病初与急性肾炎很难鉴别，本病在数天或数周内出现进行性肾功能不全、少尿或无尿，可帮助鉴别，必要时需采用肾穿刺病理检查，如表现为新月体肾炎可资鉴别诊断。

3.慢性肾炎急性发作

大多数慢性肾炎往往起病隐匿，急性发作常继发感染后，前驱期往往较短，1～2天即出现水肿、少尿、氮质血症等，严重者伴有贫血、高血压，肾功能持续损害常常可伴有夜尿增多，尿比重常低。

4.IgA 肾病

IgA 肾病主要以反复发作性血尿为主要表现，ASO、C_3 往往正常，肾活检可以明确诊断。

5.膜性肾炎

膜性肾炎常以急性肾炎样起病，但常常蛋白尿明显，血清补体持续下降＞8周，本病恢复不及急性肾炎明显，必要时行肾穿活检明确诊断。

6.急性肾盂肾炎或尿路感染

尿常规检查常有白细胞和脓细胞、红细胞，患者并有明显的尿路刺激症状和畏寒发热，补体正常，中段尿培养可确诊。

7.继发性肾炎

继发性肾炎如过敏性紫癜性肾炎、狼疮性肾炎、乙型肝炎病毒相关性肾炎等。本类肾炎原发病症状明显，不难诊断。

8.并发症

（1）循环充血状态：因水钠潴留，血容量扩大，循环负荷过重，乃至表现循环充血性心力衰竭甚至肺水肿，此与病情轻重和治疗情况相关，临床表现为气急，不能平卧、胸闷、咳嗽，肺底湿啰音，肝大压痛，心率快，奔马律等左、右心衰竭症状。其是因为血容量扩大所致，而与真正心肌泵衰竭不同，且强心剂效果不佳，利尿剂的应用常助其缓解。

(2)高血压脑病：是指血压急剧增高时(尤其是舒张压)伴发的中枢神经系统症状而言，一般儿童较成年人多见。一般认为此症是在高血压的基础上，脑部小血管痉挛，导致脑缺氧、脑水肿而致。但也有人认为当血压急剧升高时，脑血管原具备的自动舒缩功能失调或失控，脑血管高度充血脑水肿而致。此外，急性肾炎时，水钠潴留也在发病中起一定作用。此并发症多发生在急性肾炎起病后1～2周内。起病较急，临床表现为剧烈头痛，频繁恶心呕吐，继之视力障碍，眼花，复视，暂时性黑蒙，并有嗜睡或烦躁。如不及时治疗则发生惊厥、昏迷，少数暂时偏瘫失语，严重时发生脑疝。神经系统多无局限性体征，浅反射及腱反射可减弱或消失，眼底检查常见视网膜小动脉痉挛，有时可见视盘水肿，脑脊液清亮，压力和蛋白正常或略高。当高血压伴视力障碍、惊厥、昏迷中的任一项，即可诊断。

(3)急性肾衰竭：急性肾炎患者中，有相当一部分病例有程度不一的氮质血症，但真正进展为急性肾衰竭者仅为极少数。由于防治及时，前两类并发症已大为减少，但合并急性肾衰竭尚无有效防止措施，已成为急性肾炎死亡的主要原因。临床表现为少尿或无尿，血尿素氮、肌酐升高，高血钾，代谢性酸中毒等尿毒症改变。在此情况下应及时行血液透析、肾替代疗法(按急性肾衰竭治疗)。如经治疗少尿或无尿3～5天或1周者，此后尿量逐渐增加，症状消失，肾功能可逐渐恢复。

(三)诊断标准

(1)起病较急，病情轻重不一，青少年儿童发病多见。

(2)前驱有上呼吸道及皮肤等感染史，多在感染后1～4周发病。

(3)多见血尿(肉眼或镜下血尿)、蛋白尿、管型(颗粒管型和细胞管型)。

(4)水肿，轻者晨起双眼睑水肿，重者可有双下肢及全身水肿。

(5)有短暂氮质血症，轻中度高血压，B超双肾形态大小正常。

三、急性肾小球肾炎的治疗

本病的治疗以休息及对症治疗为主，纠正水钠潴留，纠正血液循环容量负荷重，抗高血压，防治急性期并发症，保护肾功能，如急性肾衰竭可行透析治疗。因本病属自限性疾病，一般不适宜应用糖皮质激素及细胞毒类药物。

(一)一般治疗

急性期应卧床休息2～3周，待肉眼血尿消失，水肿消退及血压恢复正常，然后逐渐增加室内活动量，3～6个月内应避免较重的体力活动。如活动后尿改变加重者应再次卧床休息。急性期低钠饮食，每天摄入食盐3g以下，保证充足热

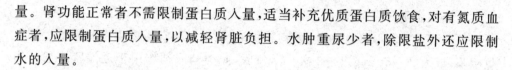

量。肾功能正常者不需限制蛋白质入量,适当补充优质蛋白质饮食,对有氮质血症者,应限制蛋白质入量,以减轻肾脏负担。水肿重尿少者,除限盐外还应限制水的入量。

(二)感染灶的治疗

对有咽部、牙周、鼻窦、气管、皮肤感染灶者应给予青霉素 1～2 周治疗。对青霉素过敏者可用大环内酯类抗生素。对于反复发作的慢性扁桃体炎,病证迁延 2～6 个月及以上者,尿中仍有异常且考虑与扁桃体病灶有关时,待病情稳定后(尿蛋白少于＋),尿沉渣计数少于 10 个/HP 者,可考虑做扁桃体切除术,术前术后需用 2～3 周青霉素。

(三)抗凝治疗

根据发病机制,且有肾小球内凝血的主要病理改变,主要为纤维素沉积及血小板聚集,因此,在临床治疗时并用抗凝降纤疗法,有助于肾炎的缓解和恢复,具体方法如下。

1.肝素

按成人每天总量 5 000～10 000 U 加入 5％葡萄糖注射液 250 mL 静脉滴注,每天 1 次,10～14 天为 1 个疗程,间隔 3～5 天,再行下 1 个疗程,共用 2～3 个疗程。

2.丹红注射液

成人用量为 20～40 mL,加入 5％葡萄糖注射液中,用法疗程同肝素,小儿酌减。或选择其他活血化瘀中成药注射剂,如血塞通、舒血通、川芎、丹参注射剂等。

3.尿激酶

成人每天总量 5 000～10 000 U,加入 5％葡萄糖 250 mL 中,用法疗程如丹红注射液,小儿酌减。注意肝素与尿激酶不要同时应用。

4.双嘧达莫

成人 50～100 mg,每天 3 次口服,可连服 8～12 周,小儿酌情服用。

(四)利尿消肿

急性肾炎的主要生理病理变化为钠潴留,细胞外液量增加导致临床上水肿、高血压、循环负荷过重及致心肾功能不全等并发症。应用利尿剂不仅能达到消肿利尿作用,且有助于防治并发症。

1.轻度水肿

颜面部及双下肢轻度水肿(无胸腔积液、腹水者),常用噻嗪类利尿剂。如氢氯噻嗪,成人25～50 mg,1～2 次/天,口服,此类利尿剂作用于远端肾小管。当GFR 为 25 mL/min 时,常不能产生利尿效果,此时可用襻利尿剂。

2.中度水肿

伴有肾功能损害及少量胸腔积液或腹水者,先用噻嗪类利尿剂,氢氯噻嗪25～50 mg,1～2 次/天。但当 GFR 为 25 mL/min 时,可加用襻利尿剂,如呋塞米每次 20～40 mg,1～3 次/天,如口服疗效差,可肌内注射或静脉给药,30 分钟起效,但作用短暂,仅 4～6 小时,可重复应用。此两种药在肾小球滤过功能严重受损,肌酐清除率为 5～10 mL/min 时,仍有利尿作用,应注意大剂量时可致听力及肾脏严重损害。急性肾炎一般不用汞利尿剂、保钾利尿剂及渗透性利尿剂。

3.重度水肿

当每天尿量<400 mL,并有大量胸腔积液、腹水,伴肾功能不全,甚至急性肾衰竭、高血压、心力衰竭并发症时,立即应用大剂量强利尿剂,如呋塞米 60～120 mg,缓慢静脉推注,但剂量不能>400 mg/d。因剂量过大,并不能增强利尿效果,反而会使不良反应明显增加,导致不可逆性耳聋。应用后如利尿效果仍不理想,则应考虑血液净化疗法,如血液透析、腹膜透析等,而不应冒风险应用过大剂量的利尿剂。此外,还可应用血管解痉药,如多巴胺以达利尿目的。

注意:其他利尿剂不宜应用,如汞利尿剂对肾实质有损害;渗透性利尿剂如甘露醇可增加血容量,加重心脑血管负荷而发生意外,还有诱发急性肾衰竭的潜在危险;保钾利尿剂可致血钾升高,尿少时不宜使用。对高尿酸血症患者,应慎用利尿剂。

(五)降压治疗

血压不超过 18.7/12.0 kPa(140/90 mmHg)者可暂缓治疗,严密观察。若经休息、限水、限盐、利尿治疗后,血压仍高者,应给予降压药,可根据高血压的程度、起病缓急,首选一种品种和小剂量使用。

1.钙通道阻滞剂

如硝苯地平、尼群地平类。此类药品可通过阻断钙离子进入细胞内而干扰血管平滑肌的兴奋-收缩耦联,降低外阻血管阻力而使血压下降,并能较好地维持心、脑、肾血流量。口服或舌下含服均吸收良好,每次 10 mg,2～3 次/天,用药后 20 分钟血压下降,1～2 小时作用达高峰,持续 4～6 小时。控释片、缓释片按说明服用,与 β 受体阻滞剂合用可提高疗效,并可减轻硝苯地平引起的心率加快。

2.血管紧张素转化酶抑制剂

通过抑制血管紧张素转换酶的活性,而抑制血管紧张素扩张小动脉,适用于肾素-血管紧张素-醛固酮介导的高血压,也可应用于合并心力衰竭的患者,常用药物如卡托普利口服 25 mg,15 分钟起效,服用盐酸贝那普利(洛丁新)5～10 mg,每天 1 次服用,对肾素依赖性高血压效果更好。

3.α_1受体阻滞剂

如哌唑嗪,具有血管扩张作用,能减轻心脏前后负荷,宜从小剂量开始逐渐加量,不良反应有直立性低血压、眩晕或乏力等。

4.硝普钠

硝普钠用于严重高血压者,用量为 1～3 $\mu g/(kg \cdot min)$,速度持续静脉滴注,数秒内即起作用。其常溶于 200～500 mL 的 5％葡萄糖注射液中静脉滴注,先从小剂量开始,依血压调整滴数。此药物的优点是作用快、疗效高、毒性小,既作用于小动脉阻力血管,又作用于静脉的血容量血管,能降低外周阻力,而不引起静脉回流增加,故尤适合心力衰竭患者。

(六)严重并发症的治疗

1.急性循环充血性状态和急性充血性心力衰竭的治疗

当急性肾炎出现胸闷、心悸、肺底啰音、心界扩大等症状时,心排血量并不降低,射血指数并不减少,与心力衰竭的病理生理基础不同,而是水钠潴留,血容量增加所致淤血状态。此时首先要绝对卧床休息,严格限制钠、水入量,同时应用强利尿剂。硝普钠或酚妥拉明药物多能使症状缓解,发生心力衰竭时,可适当应用地高辛或毒毛花苷 K。危重患者可采用轮流束缚上下肢或静脉放血,每次150～300 mL,以减轻心脏负荷和肺淤血。当保守治疗无效时,可采用血透脱水治疗。

2.高血压脑病治疗

出现高血压脑病时,应首选硝普钠,剂量为 5 mg 加入 10％葡萄糖注射液100 mL 中静脉滴注,4 滴/分开始。用药时应监测血压,每 5～10 分钟测血压1 次。根据血压变化情况调节滴数,最大15 滴/分,为 1～2 $\mu g/(kg \cdot min)$,每天总剂量＜100 $\mu g/kg$。用药后如患者高血压脑病缓解,神志好转,停止抽搐,则应改用其他降压药维持血压。因高血压脑病可致生命危险,故应快速降压,争分夺秒。硝普钠起效快,半衰期短,1～2 分钟可显效,停药 1～10 分钟作用可消失,无药物依赖性。但应注意硝普钠可产生硫氰酸盐代谢产物,故静脉用药浓度应低,滴速应慢,应用时间要短(＜48小时),并应严密监测血压,如降压过度,可使有效循环血容量过低,而致肾血流量降低,灌注不足引起肾功能损害。应用硝普钠抢救急性肾炎高血压危象,疗效可靠、安全,而且不良反应小。

当高血压伴有脑水肿时,宜采用强利尿剂及脱水药以降低颅脑压力。降颅压和脱水治疗可应用20％甘露醇,每次5 mL/kg,静脉注射或静脉快速滴注,视病情4～8小时1次。呋塞米每次1 mg/kg静脉滴注,每6～8小时1次。地塞米松0.3～0.5 mg/kg(或5～10 mg/次,每6～8小时1次)。如有惊厥应注意对症止痉。持续抽搐者,成人可用地西泮(安定)每次0.3 mg/kg,总量不超过15 mg静脉给药,并可辅助吸氧等。

3.透析治疗

本病有以下两种情况时可采用透析治疗。

(1)少尿性急性肾衰竭,特别是有高血钾存在时。

(2)严重水钠潴留引起急性左心衰竭者,应及时给予透析治疗,以帮助患者度过急性期。由于本病具有自愈倾向,肾功能多可逐渐恢复,一般不需要长期维持透析。

临床应注意在治疗本病时,不宜应用糖皮质激素、非甾体抗炎药和山莨菪碱类药物治疗。本病大多预后良好,部分病例可在数月内自愈。老年患者有持续性高血压,大量蛋白尿,或肾功能损害者预后较差,肾组织增生病变重,伴有较多新月体形成者预后较差。

第二节　急进性肾小球肾炎

急进性肾小球肾炎简称急进性肾炎(rapidly progressive glomerulonephritis,RPGN),是一个较少见的肾小球疾病。特征是在血尿、蛋白尿、高血压和水肿等肾炎综合征表现的基础上,肾功能迅速下降,数周内进入肾衰竭,伴随出现少尿(尿量＜400 mL/d)或无尿(尿量＜100 mL/d)。此病的病理类型为新月体性肾炎。

1914年德国学者Frenz提出的肾炎分类,把血压高、肾功能差和进展快的肾炎称为"亚急性肾炎"(本病雏形)。1942年英国学者Ellis对600例肾炎患者的临床和病理进行了回顾性分析,提出了"快速性肾炎"概念(本病基本型)。此后,1962 年发现部分 RPGN 患者抗肾小球基膜(GBM)抗体阳性,1982 年又发现部分患者抗中性粒细胞胞质抗体(ANCA)阳性,证实本病是一组病因不同但具有共同临床和病理特征的肾小球疾病。1988 年 Couser 依据免疫病理学特点对 RPGN 进行分型,被称为 Couser 分型(经典分型),本病被分为抗 GBM 抗体型、免疫复合物型及肾小球无抗体沉积型(推测与细胞免疫或小血管炎相关),这是现代 RPGN 的基本分型。这种分型使 RPGN 诊断标准统一,便于临床研究。

国外报道在肾小球疾病肾活检病例中,RPGN 占 2%～5%,国内两个大样本原发性肾小球疾病病理报告中,RPGN 占 1.6%～3.0%。在儿童肾活检病例中,本病所占比例<1%。由于并非所有的 RPGN 患者都有机会接受肾活检,而且对于部分病情危重、风险大的患者医师也不愿做肾活检,所以 RPGN 的实际患病率很可能被低估。

一、急进性肾炎的表现、诊断及鉴别诊断

(一)病理表现

确诊 RPGN 必须进行肾活检病理检查,如前所述,只有病理诊断为新月体肾炎,RPGN 才能成立。光学显微镜下见到 50% 以上的肾小球具有大新月体(占据肾小囊切面 50% 以上面积),即可诊断新月体肾炎。依据新月体组成成分的不同,又可进一步将其分为细胞新月体、细胞纤维新月体和纤维新月体。细胞新月体是活动性病变,病变具有可逆性,及时进行治疗此新月体有可能消散;而纤维新月体为慢性化病变,已不可逆转。

免疫荧光检查可进一步对 RPGN 进行分型。①Ⅰ型(抗 GBM 抗体型):IgG 和 C_3 沿肾小球毛细血管壁呈线状沉积,有时也沿肾小管基膜沉积。②Ⅱ型(免疫复合物型):免疫球蛋白及 C_3 于肾小球系膜区及毛细血管壁呈颗粒状沉积。③Ⅲ型(寡免疫复合物型):免疫球蛋白和补体均阴性,或非特异微弱沉积。

以免疫病理为基础的上述 3 种类型新月体肾炎,在光镜及电镜检查上也各有其自身特点。Ⅰ型 RPGN 多为一次性突然发病,因此,光镜下新月体种类(指细胞性、细胞纤维性或纤维性)较均一,疾病早期有时还能见到毛细血管襻节段性纤维素样坏死;电镜下无电子致密物沉积,常见基膜断裂。Ⅱ型 RPGN 的特点是光镜下肾小球毛细血管内细胞(指系膜细胞及内皮细胞)增生明显,纤维素样坏死较少见;电镜下可见肾小球内皮下及系膜区电子致密物沉积。Ⅲ型 RPGN 常反复发作,因此光镜下新月体种类常多样化,细胞性、细胞纤维性及纤

维性新月体混合存在,而且疾病早期肾小球毛细血管襻纤维素样坏死常见;电镜下无电子致密物沉积。另外,各型 RPGN 早期肾间质均呈弥漫性水肿,伴单个核细胞(淋巴及单核细胞)及不同程度的多形核细胞浸润,肾小管上皮细胞空泡及颗粒变性;疾病后期肾间质纤维化伴肾小管萎缩;Ⅲ型 RPGN 有时还能见到肾脏小动脉壁纤维素样坏死。

曾有学者将血清 ANCA 检测与上述免疫病理检查结果结合起来对 RPGN 进行新分型,分为如下5型:新Ⅰ型及Ⅱ型与原Ⅰ型及Ⅱ型相同,新Ⅲ型为原Ⅲ型中血清 ANCA 阳性者(约占原Ⅲ型病例的 80%),Ⅳ型为原Ⅰ型中血清 ANCA 同时阳性者(约占原Ⅰ型病例的 30%),Ⅴ型为原Ⅲ型中血清 ANCA 阴性者(约占原Ⅲ型病例的 20%)。以后临床实践发现原Ⅱ型中也有血清 ANCA 阳性者,但是它未被纳入新分型。

(二)临床表现

本病的基本临床表现如下。①可发生于各年龄段及不同性别:北京大学第一医院资料显示Ⅰ型(包括合并肺出血的 Goodpasture 综合征)以男性患者为主,具有青年(20~39 岁,占40.3%)及老年(60~79 岁,占 24.4%)2 个发病高峰。而Ⅱ型以青中年和女性多见,Ⅲ型以中老年和男性多见。②起病方式不一,病情急剧恶化:可隐匿起病或急性起病,呈现急性肾炎综合征(镜下血尿或肉眼血尿、蛋白尿、水肿及高血压),但在疾病某一阶段病情会急剧恶化,血清肌酐于数周内迅速升高,出现少尿或无尿,进入肾衰竭。而急性肾炎起病急,多在数天内达到疾病顶峰,数周内缓解,可与本病鉴别。③伴或不伴肾病综合征:Ⅰ型很少伴随肾病综合征,Ⅱ型及Ⅲ型伴随肾病综合征常见。随肾功能恶化常出现中度贫血。④疾病复发:Ⅰ型很少复发,Ⅲ型(尤其由 ANCA 引起者)很易复发。

下列实验室检查有助于 RPGN 各型鉴别。①血清抗 GBM 抗体:Ⅰ型 RPGN 患者全部阳性。②血清 ANCA:约 80% 的Ⅲ型 RPGN 患者阳性,提示小血管炎致病。③血清免疫复合物增高及补体 C_3 下降:仅见于少数Ⅱ型 RPGN 患者,诊断意义远不如抗 GBM 抗体及 ANCA。

(三)诊断及鉴别诊断

本病的疗效和预后与能否及时诊断密切相关,而及时诊断依赖于医师对此病的早期识别能力,以及实施包括肾活检在内的检查。临床上呈现急性肾炎综合征表现(血尿、蛋白尿、水肿和高血压)的患者,数周内病情未见缓解(急性肾炎在 2~3 周内就会自发利尿,随后疾病缓解),肌酐反而开始升高,就要想到患此病的可能。不要等肾功能继续恶化至出现少尿或无尿(出现少尿或无尿才开始治疗,疗效将很差),而应在肌酐"抬头"之初,就及时给患者进行肾活检病理检查。肾活检是诊断本病最重要的检查手段,因为只有病理诊断新月体肾炎,临床才能确诊 RPGN;同时肾活检还能指导制订治疗方案(分型不同,治疗方案不同,将于后述)和判断预后(活动性病变为主预后较好,慢性化病变为主预后差)。无条件做肾活检的医院应尽快将患者转往能做肾活检的上级医院,越快越好。

RPGN 确诊后,还应根据是否合并系统性疾病(如系统性红斑狼疮、过敏性紫癜等)来区分原发性 RPGN 及继发性 RPGN;并根据肾组织免疫病理检查及血清相关抗体(抗 GBM 抗体、ANCA)检验来对原发性 RPGN 进行分型。

二、急进性肾炎发病机制的研究现状及进展

(一)发病机制概述

有关 RPGN 发病机制的研究最早始于动物模型试验。1934 年 Masugi 的抗肾抗体肾炎模型(用异种动物抗肾皮质血清建立的兔、大鼠抗肾抗体肾炎模型)、1962 年 Steblay 的抗 GBM 肾炎模型(用羊自身抗 GBM 抗体建立的羊抗 GBM 肾炎模型)及 1967 年 Lerner 的 Goodpasture 综合征动物模型(用注入异种抗 GBM 抗体的方法在松鼠猴体内制作出的肺出血-肾炎综合征模型)都确立抗 GBM 抗体在本病中的致病作用。随着 Couser 免疫病理分类法在临床的应用,对本病发病机制的研究从 Ⅰ 型(抗 GBM 型)逐渐扩展至 Ⅱ 型(免疫复合型)和 Ⅲ 型(寡免疫沉积物型)。研究水平也由早期的整体、器官水平转向细胞水平(单核巨噬细胞、T 细胞、B 细胞、肾小球固有细胞等),目前更深入到分子水平(生长因子、细胞因子、黏附分子等),但是对本病的确切发病机制仍尚未完全明白。

RPGN 在病因学和病理学上有一个显著的特征,即多病因却拥有一个基本的病理类型,表明本病起始阶段有多种途径致病,最终可能会有一个共同的环节导致肾小球内新月体形成。研究表明肾小球毛细血管壁损伤(基膜断裂)是启动新月体形成的关键环节。基膜断裂(裂孔)使单核巨噬细胞进入肾小囊囊腔,纤维蛋白于囊腔聚集,刺激囊壁壁层上皮细胞增生,而形成新月体。进入囊腔中的单核巨噬细胞在新月体形成过程中起着主导作用,具有释放多种细胞因子,刺激壁层上皮细胞增生,激活凝血系统和诱导纤维蛋白沉积等多种作用。新月体最初以细胞成分为主(除单核巨噬细胞及壁层上皮细胞外,近年证实脏层上皮细胞,即足细胞,也是细胞新月体的一个组成成分),随之为细胞纤维性新月体,最终变为纤维性新月体。新月体纤维化也与肾小囊囊壁断裂密切相关,囊壁断裂

可使肾间质的成纤维细胞进入囊腔,产生Ⅰ型和Ⅲ型胶原(间质胶原),促进新月体纤维化。

肾小球毛细血管壁损伤(GBM断裂)确切机制仍未明确,主要有如下解释。

1.体液免疫

抗GBM抗体(IgG)直接攻击GBM的Ⅳ胶原蛋白α3链引发的Ⅱ型(细胞毒型)变态反应和循环或原位免疫复合物沉积在肾小球毛细血管壁或系膜区引发的Ⅲ型(免疫复合物型)变态反应,均可激活补体,吸引中性粒细胞及激活巨噬细胞释放蛋白水解酶,造成GBM损伤和断裂。20世纪60年代至20世纪90年代体液免疫一直是本病发病机制研究的重点,在Ⅰ型和Ⅱ型RPGN也都证实了体液免疫的主导作用。

2.细胞免疫

体液免疫的特征是免疫复合物的存在。1979年Stilmant和Couser等报道了16例原发性RPGN患者的肾小球并无免疫沉积物,对体液免疫在这些患者中的致病作用提出了质疑。而后,1988年Couser对RPGN进行疾病分型时,直接提出第3种类型,即"肾小球无抗体沉积型",它的发病机制可能与细胞免疫或小血管炎相关。1999年Cunningham在15例Ⅲ型患者肾活检标本的肾小球中,观察到活化的T细胞、单核巨噬细胞和组织因子的存在,获得了细胞免疫在本型肾炎发病中起重要作用的证据。由T细胞介导的细胞免疫主要通过细胞毒性T细胞($CD4^-$,$CD8^+$)的直接杀伤作用和迟发型超敏反应T细胞($CD4^+$,$CD8^-$)释放各种细胞因子、活化单核巨噬细胞的作用,导致毛细血管壁损伤。

3.炎症细胞

中性粒细胞可通过补体系统活性成分(C_{3a}、C_{5a})的化学趋化作用、Fc受体及C_{3b}受体介导的免疫黏附作用及毛细血管内皮细胞损伤释放的细胞因子(如白细胞黏附因子),而趋化到并聚集于毛细血管壁受损处,释放蛋白溶解酶、活性氧和炎性介质损伤毛细血管壁。

新月体内有大量的单核巨噬细胞,其浸润与化学趋化因子、黏附因子及骨桥蛋白相关。巨噬细胞既是免疫效应细胞,也是炎症效应细胞。它可通过自身杀伤作用破坏毛细血管壁,也可通过产生大量活性氧、蛋白溶解酶及分泌细胞因子而损伤毛细血管壁;它还能刺激壁层上皮细胞增生及纤维蛋白沉积,从而促进新月体形成。

4.炎性介质

在本病中T细胞、单核巨噬细胞、中性粒细胞、肾小球系膜细胞、上皮细胞及内皮细胞均可释放各自的炎性介质,它们在 RPGN 的发病中起着重要作用。已涉及本病的炎症介质包括补体成分(C_{3a}、C_{5a}、膜攻击复合体 C_{5b-9} 等)、白细胞介素($IL-1,IL-2,IL-4,IL-6,IL-8$)、生长因子[转化生长因子($TGF\beta$)、血小板源生长因子($PDGF$)、成纤维细胞生长因子(FGF)等]、肿瘤坏死因子($TNF\alpha$)、干扰素($IFN\beta,IFN\gamma$)、细胞黏附分子(细胞间黏附分子 ICAM、血管细胞黏附分子 VCAM)及趋化因子、活性氧(超氧阴离子 O_2^-、过氧化氢 H_2O_2、羟自由基 HO^-、次卤酸如次氯酸($HOCl$)、一氧化氮(NO)、花生四烯酸环氧化酶代谢产物(PGE_2、前列腺素 F_2、PGI_2 及血栓素 TXA_2)和酯氧化酶代谢产物(白三烯 LTC4、LTD4)及血小板活化因子(PAF)等。炎性介质具有网络性、多效性和多源性的特点,作用时间短且局限,多通过相应受体发挥致病效应。

综上所述,在 RPGN 的发病机制中,致肾小球毛细血管壁损伤(GBM 断裂)的过程,既有免疫机制(包括细胞免疫及体液免疫)也有炎性机制参与。今后继续对各种炎性介质的致病作用进行深入研究,将有助于从分子水平阐明本病发病机制,也能为本病治疗提供新的思路和线索。

(二)发病机制研究的进展

近年,RPGN 发病机制的研究有很大进展,本文将着重对抗 GBM 抗体及 ANCA 致病机制的某些研究进展进行简单介绍。

1.抗肾小球基膜抗体新月体肾炎

(1)抗原位点:GBM 与肺泡基膜中的胶原 Ⅳ 分子,由 α3、α4 和 α5 链构成,呈三股螺旋排列,其终端膨大呈球形非胶原区(NC1 区),两个胶原 Ⅳ 分子的终端球形非胶原区头对头地相互交联形成六聚体结构。原来已知抗 GBM 抗体的靶抗原为胶原 Ⅳ α3 链的 NC1 区,即 α3(Ⅳ)NC1,它有两个抗原决定簇,被称为 E_A 及 E_B;而近年发现胶原 Ⅳ α5 链的 NC1 区,即 α5(Ⅳ)NC1,也是抗 GBM 抗体的靶抗原,同样可以引起抗 GBM 病。

在正常的六聚体结构中,两个头对头交联的 α3(Ⅳ)NC1 形成双聚体,抗原决定簇隐藏其中不暴露,故不会诱发抗 GBM 抗体。在某些外界因素作用下(如震波碎石,呼吸道吸入烃、有机溶剂或香烟),此双聚体被解离成单体,隐藏的抗原决定簇暴露,即可诱发自身免疫形成抗 GBM 抗体。

(2)抗体滴度与抗体亲和力:抗 GBM 抗体主要为 IgG1 亚型(91%),其次为 IgG4 亚型(73%),IgG4 亚型并不能从经典或旁路途径激活补体,因此在本病中的致病效应尚不清楚。北京大学第一医院所进行的研究已显示,抗 GBM 抗体亲和力和滴度与疾病病情及预后密切相关。2005 年他们报道抗 GBM 抗体亲和力与肾小球新月体数量相关,抗体亲和力越高,含新月体的肾小球就越多,肾损害越重。2009 年他们又报道,循环中抗 E_A 和/或 E_B 抗体滴度与疾病严重度和疾病最终结局相关,抗体滴度高的患者,诊断时的血清肌酐水平及少尿发生率高,最终进入终末肾衰竭或死亡者多。此外,北京大学第一医院还在少数正常人的血清中检测出 GBM 抗体,但此天然抗体的亲和力和滴度均低,且主要为 IgG2 亚型及 IgG4 亚型,这种天然抗体与致病抗体之间的关系值得深入研究。

(3)细胞免疫:动物试验模型研究已显示,在缺乏抗 GBM 抗体的条件下,将致敏的 T 细胞注射到小鼠或大鼠体内,小鼠或大鼠均会出现无免疫球蛋白沉积的新月体肾炎。α3(Ⅳ)NC1 中的多肽序列——pCol(28－40)多肽,或与 pCol(28－40)多肽序列类似的细菌多肽片段均能使 T 细胞致敏。

动物试验还显示,CD4$^+$T 细胞,特别是 Th1 和 Th17 细胞,是致新月体肾炎的重要反应细胞;近年,CD8$^+$ T 细胞也被证实为另一个重要反应细胞,给 Wistar-kyoto 大鼠腹腔注射抗 CD8 单克隆抗体能有效地预防和治疗抗 GBM 病,减少肾小球内抗 GBM 抗体沉积及新月体形成。对抗 GBM 病患者的研究还显示,CD4$^+$ 和 CD25$^+$ 调节 T 细胞能在疾病头 3 个月内出现,从而抑制 CD4$^+$T 细胞及 CD8$^+$T 细胞的致病效应。

(4)遗传因素:对抗 GBM 病遗传背景的研究已显示,本病与主要组织相容性复合物(MHC)Ⅱ类分子基因具有很强的正性或负性联系。1997 年 Fisher 等在西方人群中已发现 *HLA-DRB1* * 15 及 *HLA-DRB1* * 04 基因与抗 GBM 病易感性密切相关,近年,日本及中国人群的研究也获得了同样结论。而 *HLA-DRB1* * 0701 及 *HLA-DRB1* * 0101 基因却与抗 GBM 病易感性呈负性相关。

2.抗中性粒细胞胞质抗体相关性新月体肾炎

(1)抗体作用:近年对 ANCA 的产生及其致病机制有了较清楚地了解。感染释放的肿瘤坏死因子 α(TNF-α)及白细胞介素 1(IL-1)等前炎症细胞因子,能激发中性粒细胞使其胞质内的髓过氧化物酶(MPO)及蛋白酶 3(PR3)转移至胞膜,刺激 ANCA 产生。ANCA 的 (Fab)$_2$ 段与细胞膜表面表达的靶抗原结合,而 Fc 段又与其他中性粒细胞表面的 Fc 受体结合,致使中性粒细胞激活。激活的中性粒细胞能高表达黏附分子,促其黏附于血管内皮细胞,还能释放活性氧及蛋白酶(包括PR3),损伤内皮细胞,导致血管炎发生。

(2)补体作用:补体系统在本病中的作用近来才被阐明。现已知中性粒细胞活化过程中释放的某些物质,能促进旁路途径的 C_3 转化酶 $C_{3b}Bb$ 形成,从而激活补体系统,形成膜攻击复合体 C_{5b-9},杀伤血管内皮细胞;而且,补体活化产物

C_{3a}和C_{5a}还能趋化更多的中性粒细胞聚集到炎症局部,进一步扩大炎症效应。

(3)遗传因素:对 ANCA 相关小血管炎候选基因的研究很活跃。对 MHC II 类分子基因的研究显示,*HLA-DPBA* * 0401 与肉芽肿多血管炎(原称韦格纳肉芽肿)易感性强相关,而 *HLA-DR* 4及 *HLA-DR* 6 与各种 ANCA 相关小血管炎的易感性均相关。

此外,还发现不少基因与 ANCA 相关小血管炎易感性相关,这些基因编码的蛋白能参与免疫及炎症反应,如*CTLA4*(其编码蛋白能抑制 T 细胞功能)、*PTPN*22(其编码蛋白具有活化B细胞功能)、*IL-2RA*(此基因编码高亲和力的白细胞介素-2 受体)、*AAT Z* 等位基因(α-抗胰蛋白酶能抑制 PR3 活性,减轻PR3 所致内皮损伤。编码 α-抗胰蛋白酶的基因具有高度多态性,其中 *AATZ* 等位基因编码的 α-抗胰蛋白酶活性低,抑制 PR3 能力弱)。

总之,对 RPGN 发病机制的研究,尤其在免疫反应及遗传基因方面的研究,进展很快,应该密切关注。

三、急进性肾炎的治疗

(一)治疗现状

随着发病机制研究的深入和治疗手段的进步,RPGN 的短期预后较以往已有明显改善。Ⅰ型RPGN 患者的 1 年存活率已达 70%~80%,而出现严重肾功能损害的Ⅲ型 RPGN 患者 1 年缓解率可达 57%,已进行透析治疗的患者44%可脱离透析。但要获得长期预后的改善,还需要进行更多研究。

由于本病是免疫介导性炎症疾病,所以主要治疗仍是免疫抑制治疗。临床治疗分为诱导缓解治疗和维持缓解治疗两个阶段,前者又包括强化治疗(如血浆置换治疗、免疫吸附治疗及甲泼尼龙冲击治疗等)及基础治疗(糖皮质激素、环磷酰胺或其他免疫抑制剂治疗)。

(二)各型急进性肾炎的治疗方案

1.抗肾小球基膜型(Ⅰ型)急进性肾炎

由于本病相对少见,且发病急、病情重、进展快,因此很难进行前瞻性随机对照临床试验,目前的治疗方法主要来自小样本的治疗经验总结。此病的主要治疗为血浆置换(或免疫吸附)、糖皮质激素(包括大剂量甲泼尼龙冲击及泼尼松口服治疗)及免疫抑制剂(首选环磷酰胺)治疗,以迅速清除体内致病抗体和炎性介质,并阻止致病抗体再合成。

2012 年 KDIGO 制订的《肾小球肾炎临床实践指南》对于抗 GBM 型 RPGN

推荐的治疗意见及建议如下。

(1)推荐:除就诊时已依赖透析及肾活检示 100%新月体的患者外,所有抗 GBM 型 RPGN 患者均应接受血浆置换、环磷酰胺和糖皮质激素治疗(证据强度 1B)。临床资料显示,就诊时已依赖透析及肾活检示 85%～100%肾小球新月体的患者上述治疗已不可能恢复肾功能,而往往需要长期维持性肾脏替代治疗。

建议:本病一旦确诊就应立即开始治疗。甚至高度怀疑本病在等待确诊期间,即应开始大剂量糖皮质激素及血浆置换治疗(无证据等级)。

(2)推荐:抗 GBM 新月体肾炎不用免疫抑制剂做维持治疗(1C)。

药物及血浆置换的具体应用方案如下。

糖皮质激素。第 0～2 周:甲泼尼龙 500～1 000 mg/d 连续 3 天静脉滴注,此后口服泼尼松 1 mg/(kg·d),最大剂量 80 mg/d(国内最大剂量常为 60 mg/d)。第 2～4 周:0.6 mg/(kg·d);第 4～8 周:0.4 mg/(kg·d);第 8～10 周:30 mg/d;第 10～11 周:25 mg/d;第 11～12 周:20 mg/d;第 12～13 周:17.5 mg/d;第 13～14 周:15 mg/d;第 14～15 周:12.5 mg/d;第 15～16 周:10 mg/d;第 16 周:标准体重<70 kg 者为 7.5 mg/d,标准体重≥70 kg 者为 10 mg/d,服用 6 个月后停药。

环磷酰胺:2 mg/(kg·d)口服,3 个月。

血浆置换:每天用 5%人血清蛋白置换患者血浆 4 L,共 14 天,或直至抗 GBM 抗体转阴。对有肺出血或近期进行手术(包括肾活检)的患者,可在置换结束时给予 150～300 mL 新鲜冰冻血浆。有学者认为,可根据病情调整血浆置换量(如每次 2 L)、置换频度(如隔天 1 次)及置换液(如用较多的新鲜冰冻血浆)。有条件时,还可以应用免疫吸附治疗。此外,国内不少单位应用双重血浆置换,它也能有效清除抗 GBM 抗体,在血浆清蛋白及新鲜冰冻血浆缺乏时也可考虑应用。队列对照研究表明,用血浆置换联合激素及免疫抑制剂治疗能提高患者存活率。

英国(71 例,2001 年报道)和中国(176 例,2011 年报道)两个较大样本的回顾性研究显示,早期确诊、早期治疗是提高疗效的关键。影响预后的因素有抗 GBM 抗体水平、血肌酐水平及是否出现少尿或无尿等。

2.寡免疫复合物型(Ⅲ型)急进性肾炎

近 10 余年来,许多前瞻性多中心的随机对照临床研究已对本病的治疗积累了宝贵经验,本病治疗分为诱导缓解治疗和维持缓解治疗两个阶段。2012 年 KDIGO 制定的《肾小球肾炎临床实践指南》对于 ANCA 相关性 RPGN 治疗的推荐意见及建议如下。

(1)诱导期治疗。推荐:①用环磷酰胺及糖皮质激素作为初始治疗(证据强度 1A)。②环磷酰胺禁忌的患者,可改为利妥昔单抗及糖皮质激素治疗(证据强度 1B)。③对已进行透析或血肌酐上升迅速的患者,需同时进行血浆置换治疗(证据强度 1C)。建议:①对出现弥漫肺泡出血的患者,宜同时进行血浆置换治疗(证据强度 2C)。②ANCA 小血管炎与抗 GBM 肾小球肾炎并存时,宜同时进行血浆置换治疗(证据强度 2D)。

药物及血浆置换的具体应用方案如下。

环磷酰胺:①静脉滴注方案为 $0.75 \ g/m^2$,每 3～4 周静脉滴注 1 次;年龄＞60 岁或肾小球滤过率＜20 mL/(min·1.73 m^2)的患者,减量为 $0.5 \ g/m^2$。②口服方案为 1.5～2 mg/(kg·d),年龄＞60 岁或肾小球滤过率＜20 mL/(min·1.73 m^2)的患者,应减少剂量。应用环磷酰胺治疗时,均需维持外周血白细胞计数＞$3×10^9$/L。

糖皮质激素:甲泼尼龙 500 mg/d,连续 3 天静脉滴注;泼尼松 1 mg/(kg·d)口服,最大剂量60 mg/d,连续服用 4 周。3～4 个月内逐渐减量。

血浆置换:每次置换血浆量为 60 mL/kg,两周内置换 7 次;如有弥漫性肺出血则每天置换1 次,出血停止后改为隔天置换 1 次,总共 7～10 次;如果合并抗 GBM 抗体则每天置换 1 次,共 14 次或至抗 GBM 抗体转阴。

已有几个随机对照临床试验比较了利妥昔单抗与环磷酰胺治疗 ANCA 相关小血管炎的疗效及不良反应,两药均与糖皮质激素联合应用,所获结果相似,而利妥昔单抗费用昂贵。

当患者不能耐受环磷酰胺时,吗替麦考酚酯是一个备选的药物。小样本前瞻队列研究(17 例)和随机对照研究(35 例)显示,吗替麦考酚酯在诱导 ANCA 相关小血管炎缓解上与环磷酰胺疗效相近。

(2)维持期治疗:对诱导治疗后病情已缓解的患者,推荐进行维持治疗,建议至少治疗 18 个月;对于已经依赖透析的患者或无肾外疾病表现的患者,不做维持治疗。

维持治疗的药物如下:①推荐硫唑嘌呤 1～2 mg/(kg·d)口服(证据强度 1B);②对硫唑嘌呤过敏或不耐受的患者,建议改用吗替麦考酚酯口服,剂量用至 1 g 每天 2 次(证据强度 2C)(国内常用剂量为0.5 g,每天 2 次);③对前两药均不耐受且肾小球滤过率≥60 mL/(min·1.73 m^2)的患者,建议用甲氨蝶呤治疗,口服剂量为每周 0.3 mg/kg,最大剂量为每周 25 mg(证据强度 1C)。④有上呼吸道疾病的患者,建议辅以复方甲硝唑口服治疗(证据强度 2B)。⑤不推荐用依那西普(为肿瘤坏死因子 α 受体阻滞剂)做辅助治疗(证据强度 1A)。

除上述指南推荐及建议的药物外,临床上还有用他克莫司或来氟米特进行维持治疗的报道。

ANCA 小血管炎有较高的复发率,有报道其 1 年复发率为 34%,5 年复发率为 70%。维持期治疗是为了减少疾病的复发,但是目前的维持治疗方案是否确能达到上述目的仍缺乏充足证据,而且长期维持性治疗是否会潜在地增加肿瘤及感染的风险也需要关注。已经启动的为期 4 年的 REMAIN 研究有可能为此提供新的循证证据。

3.免疫复合物型(Ⅱ型)急进性肾炎

Ⅱ型 RPGN(如 IgA 肾病新月体肾炎)可参照Ⅲ型 RPGN 的治疗方案进行治疗,即用甲泼尼龙冲击做强化治疗,并以口服泼尼松及环磷酰胺做基础治疗。对环磷酰胺不耐受者,也可以考虑换用其他免疫抑制剂。

总之,在治疗 RPGN 时,一定要根据疾病类型及患者具体情况(年龄、体表面积、有无相对禁忌证等)来制订个体化治疗方案,而且在实施治疗过程中还要根据病情变化实时调整方案。另外,一定要熟悉并密切监测各种药物及治疗措施的不良反应,尤其要警惕各种病原体导致的严重感染,避免盲目"过度治疗"。最后,对已发生急性肾衰竭的患者,要及时进行血液净化治疗,以维持机体内环境平衡,赢得治疗时间。

第三节 慢性肾小球肾炎

慢性肾小球肾炎简称慢性肾炎(CGN),指尿蛋白、血尿、高血压、水肿为基本临床特点的一组肾小球疾病。起病方式各有不同,病理类型及病程不一,临床表现多样化。大部分患者病情隐匿迁延,病变缓慢进展,可有不同程度的肾功能损害,最终将发展为慢性肾衰竭。部分患者病变可呈急性加重和进展。由于本组疾病的病理类型及病期不同,主要临床表现各不相同,疾病表现呈多样化,治疗较困难,预后也相对较差。

一、慢性肾小球肾炎的病因病机与临床表现

(一)病因病机

1.发病原因

慢性肾炎是一组多病因的慢性肾小球病变为主的肾小球疾病,大多数患者

的病因不十分明确。但经临床免疫病理和实验室的资料说明,慢性肾炎的发病原因与免疫机制关系密切,与链球菌感染无明确关系,15%～20%是从急性肾小球肾炎转变而来,大部分慢性肾炎患者无急性肾炎病史,可能是由于各种细菌、病毒、原虫、感染等因素通过免疫机制、炎症介质因子及非免疫机制等引起本病,而并非直接的免疫反应病因。感染因素及其后的刺激导致免疫复合物在肾小球内沉积,提示体液免疫反应是慢性肾小球肾炎损伤的主要原因。单核巨噬细胞在诱发疾病中具有重要作用。

2.病理机制

(1)免疫机制的反应:主要发生在肾小球内,有较多的组织损伤介质被激活,有生长因子及补体产生趋化因子,引起白细胞募集。C_{5b-9}对肾小球细胞的攻击,使纤维素沉积,甚至形成新月体。炎症介质的刺激使肾炎进入慢性期,随着许多氧化物及蛋白酶的产生,发生细胞增殖,表型转化,细胞外基质积聚,引起肾小球硬化和永久性肾功能损害。

(2)非免疫机制的参与:主要参与肾小球肾炎的慢性进展,如有效过滤面积减少,残余肾小球滤过率升高,肾缺血,各种因子细胞释放,以及肾小管中蛋白质成分增高造成的毒性作用,均可加重肾小球硬化和慢性肾间质纤维化。

(3)慢性肾炎的病理特点:是由两侧肾脏弥漫性肾小球病变和多种病理类型引起的,因长期的反复发作,呈慢性肾炎过程,肾小球毛细血管逐渐破坏,纤维组织增生,肾小球纤维化,淋巴细胞浸润,玻璃样变,随之可导致肾小管肾间质继发性病变。后期肾皮质变薄,肾脏体积缩小,形成终末期固缩肾。在肾硬化的肾小球间有时可见肥大的肾小球。病理类型可见几种:系膜增生性肾炎、膜性肾病、系膜毛细血管性肾炎、局灶性节段性肾小球硬化、增生硬化型肾小球肾炎。

(二)临床表现

慢性肾炎可发生于任何年龄和性别,多数起病缓慢隐匿,临床以蛋白尿、血尿、高血压、水肿为基本特征,常有不同程度的肾功能损害。由于各种因素影响,病情时轻时重,反复发作,逐渐地发展为慢性肾衰竭。

发病初、早期,患者可表现乏力、劳倦、腰部隐痛、刺痛,或困重、食欲减退,水肿可有可无,有水肿也不严重,部分患者可无明显的临床症状。尿检验蛋白尿持续存在,通常在非肾病综合征范围,并有不同程度的肾小球源性血尿及管型,多呈镜下血尿,肉眼血尿少见。血压可正常或轻度升高。肾功能正常或轻度损伤,肌酐清除率下降,或轻度氮质血症表现,可持续数年或数十年。肾功能逐渐恶化并出现相应的临床表现,如贫血、血压升高、酸中毒等,最终进展为尿毒症。

有部分慢性肾炎患者,可以高血压为突出或首先发现,特别是舒张压持续性中等以上的程度上升,可有眼底出血、渗血,甚则视盘水肿。如果未有控制使血压持续稳定,肾功能恶化较快。未经治疗,多数患者肾功能呈慢性渐进性损害,预后较差。当患者因感染、过度疲劳、精神压力过大,或使用肾毒性药物等因素,常可使病情呈急性发作或急骤恶化,经及时治疗或驱除病因后病情可有一定程度的缓解,但也可能因此而进入不可逆的肾衰竭。肾功能损害程度和发展快慢主要与病理类型相关,同时也与合理治疗和认真的调护等因素关系密切。

二、慢性肾小球肾炎的分类与辅助检查

(一)分类

慢性肾炎临床表现多样,个体差异较大,中青年发病率高,易误诊。有蛋白尿(一般在 $1\sim3$ g/24 h)、血尿、管型尿、水肿及高血压,以及病史 1 年以上者,无论有无肾损害,均应考虑此病。在除外继发性肾小球肾炎及遗传性肾小球肾病后,临床上可诊断为慢性肾炎。根据临床表现分为以下 5 型。

1.普通型

该类型较为常见,病程迁延,病情相对稳定,多表现为轻度至中度水肿,高血压和肾功能损害。尿蛋白定性(+)~(+++),镜下呈肾小球源性血尿和管型尿等。病理改变以 IgA 肾病、非 IgA 系膜增生性肾炎即局灶系膜增生性较常见,也可见于局灶性节段性肾小球硬化早期和膜增生性肾炎等。

2.肾病性大量蛋白尿型

除具有普通型的表现外,部分患者可表现肾病性大量蛋白尿,病理分型以微小病变型肾病、膜增生性肾炎、局灶性肾小球硬化等多见。

3.高血压型

除上述表现外,以持续性中度血压增高为主,特别是舒张压持续增高,常伴有眼底视网膜动脉细窄、迂曲和动静脉交叉压迫现象,少数可有絮状物或出血,病理常以局灶节段性肾小球硬化和弥漫性增生为多见,或晚期多有肾小球硬化表现。

4.混合型

临床上既有肾病型表现,同时又有高血压型表现,多伴有不同程度肾功能减退征象,病理改变可为局灶节段性肾小球硬化和晚期弥漫性增生性肾小球肾炎等。

5.急性发作型

在病情相对稳定或持续进展过程中,由于各种微生物感染,过度疲劳或精神打击等因素,经过较短的潜伏期(一般 2~7 天)后,而出现类似急性肾炎的临床

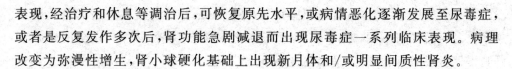

表现,经治疗和休息等调治后,可恢复原先水平,或病情恶化逐渐发展至尿毒症,或者是反复发作多次后,肾功能急剧减退而出现尿毒症一系列临床表现。病理改变为弥漫性增生,肾小球硬化基础上出现新月体和/或明显间质性肾炎。

(二)辅助检查

1.尿液检查

尿异常是慢性肾炎的基本特点和标志,蛋白尿是诊断慢性肾炎的主要依据。尿蛋白一般在 $1\sim3$ g/24 h,尿沉渣可见颗粒管型和透明管型,多数可有肾小球源性镜下血尿,少数患者可有间发性肉眼血尿。

2.肾功能检查

多数慢性肾炎患者可有不同程度的肾小球滤过率(GFR)下降,早期表现为肌酐清除率下降,其后血肌酐、尿素氮升高,可伴不同程度的肾小管功能减退,如近端肾小管尿浓缩功能减退和/或近端肾小管重吸收功能下降。

3.影像学检查

B超检查早期可显示肾实质回声粗乱,晚期可有肾体积缩小等改变。

4.病理检查

肾活检有助于明确诊断,如无特殊禁忌证和有条件的医院,应强调所有慢性肾炎患者进行肾活检,肾活检有助于与继发性肾小球疾病的鉴别诊断。另外,可以明确肾小球病变的组织学类型和病理损害程度及活动性,从而指导合理的治疗,延缓慢性肾损害的进展。

三、慢性肾小球肾炎的鉴别诊断与诊断标准

(一)鉴别诊断

1.继发性肾小球疾病

如狼疮性肾炎、过敏性紫癜性肾炎、乙型肝炎相关性肾损害,以上可依据相应的系统表现及特异性实验室检查进行鉴别。

2.遗传性肾病

Alport综合征常起病于青少年儿童,多在10岁之前起病,患者有眼(圆锥形或球形晶状体)、耳(神经性耳聋)、肾形态异常,并有阳性家族史(多为性连锁显性遗传、常染色体显性遗传及常染色体隐性遗传)。

3.其他原发性肾小球疾病

(1)隐匿性肾小球肾炎:主要表现为无症状性血尿和/或蛋白尿,无水肿、高血压和肾功能减退。

(2)感染后急性肾炎:有前驱感染,以急性发作起病的慢性肾炎需与此病鉴别,二者的潜伏期不同,血清 C_3 的动态变化有助于鉴别。另外,疾病的转归不同,慢性肾炎无自愈倾向,呈慢性进展,可资鉴别。

4.原发性高血压肾损害

先有较长期的高血压,然后出现肾损害,临床上近端肾小管功能损伤较肾小球功能损伤早,尿改变轻微,仅少量蛋白尿,常有高血压的其他靶器官并发症。

(二)诊断标准

(1)起病缓慢,病情迁延,临床表现可轻可重,或时轻时重,随着病情发展,可有肾功能减退、贫血、电解质紊乱等情况出现。

(2)可有水肿、高血压、蛋白尿、血尿及管型尿等表现中的一种或数种,临床表现多种多样,有时伴有肾病综合征或重度高血压。

(3)病程中可有急性发作,常因呼吸道及其他感染诱发,发作时有时类似急性肾炎的表现,有些病例可自动缓解,有些病例则出现病情加重。

四、慢性肾小球肾炎的治疗

慢性肾小球肾炎早期应该针对病理类型给予治疗,抑制免疫介导炎症,抑制细胞增生,减轻肾脏硬化;并应以防止或延缓肾功能进行性损害及恶化;以改善临床症状及防治并发症为主要目的。强调综合整体调治,可采取下列综合措施。

(一)一般治疗

1.动静结合,以静和休息为主

避免劳累及精神压力过大。因上列因素可加重肾功能负荷,加重高血压、水肿和尿检异常,故动静结合在治疗恢复过程中非常重要。

2.饮食调节

(1)蛋白质的摄入:慢性肾炎患者应根据肾功能减退程度决定蛋白质的入量。轻度肾功能减退者,蛋白食入量应为 $0.6\ g/(kg \cdot d)$,以优质蛋白为主,适当辅以 α-酮酸或必需氨基酸,可适当增加碳水化合物的摄入,以满足机体能量需要,防止负氮平衡。如患者肾功能正常,可适当放宽蛋白入量,一般不易超过 $1.0\ g/(kg \cdot d)$,以免加重肾小球高滤过等所致的肾小球硬化。慢性肾炎、肾功能损害患者,如长期限制蛋白质入量,势必导致必需氨基酸的缺乏。因此,补充 α-酮酸是必要的。α-酮酸含有多种必需氨基酸,摄入后经过转氨基作用形成相应的氨基酸,可使机体既获取必需氨基酸,减少了不必要的氨基,还提供了一定量的钙。对肾性高磷酸盐血症和继发性甲状旁腺功能亢进起到良好的作用。

(2)盐的摄入：有高血压和水肿的慢性肾炎，盐的摄入一般控制在 3 g/d 以下。

(3)脂肪的摄入：高脂血症是促进肾脏病变加重的独立的危险因素，尤其是慢性肾炎大量蛋白尿的患者脂质代谢紊乱而出现的高脂血症。应限制脂肪摄入，限制含有大量饱和酸和脂肪酸的动物脂肪更为重要。

(二)药物治疗

1.积极控制高血压

高血压是加速肾小球硬化，促进肾功能恶化的重要危险因素，为此积极控制高血压是十分重要的环节。控制高血压可防止肾功能减退，或使已经受损的肾功能有所改善，并可防止心血管并发症，改善近期预后，具体治疗原则如下。

(1)力争达到目标值，如尿蛋白<1 g/d 的患者，血压控制在 17.3/10.7 kPa (130/80 mmHg)左右；如尿蛋白≥1.0 g/d 的患者，血压应控制在 16.7 kPa/10.0 kPa (125/75 mmHg)以下水平。

(2)降压速度不能过低、过快，应使血压平稳下降。

(3)先以一种药物小剂量开始，必要时联合用药，直至血压控制满意。

(4)优选具有肾保护作用、能减缓肾功能恶化的降压药物。

(5)降压药物的选择：首选血管紧张素转化酶抑制剂(ACEI)、血管紧张素 II 受体阻滞剂(ARB)；其次选择长效钙通道阻滞剂(CCB)、β 受体阻滞剂、血管扩张药、利尿剂等。由于 ACEI 与 ARB 除具有降压作用外，还能减少尿蛋白和延缓肾功能恶化，保护肾的功能效应，应优先选用。

在肾功能不全患者应用 ACEI 或 ARB 时，应注意防止高血钾和血肌酐升高发生。但血肌酐>264 μmol/L时，务必在严密检测下谨慎应用，尤其注意监测肾功能和血钾。

2.严密控制蛋白尿

蛋白尿是慢性肾损害进程中独立危险因素，是肾功能渐进性恶化不利条件，控制蛋白尿可延缓疾病的进展。尿蛋白导致肾损害的机制有以下几点。

(1)导致肾小管上皮细胞重吸收蛋白过多而致细胞溶酶体破裂，释放溶酶体酶和补体引起组织损伤。

(2)肾小管上皮细胞摄取过多的清蛋白和脂肪酸，导致脂质合成和释放，引起细胞浸润，并释放组织因子造成组织损伤。

(3)肾小管本身产生的 Tamm-Horsfall 蛋白与滤液中蛋白相互作用阻塞肾小管。

(4)尿中补体成分增加,特别是 C_{5b-9} 膜攻击复合物激活近曲小管上皮的补体替代途径。

(5)肾小管蛋白质产氨增多,以及活化的氨基化 C_3 的相应产生。

(6)尿中转铁蛋白释放铁离子,产生游离氢氧根离子损伤肾小管。

以上因素导致肾小管分泌内皮素引起间质缺氧,产生致纤维因子。

控制蛋白尿药物的选择:ACEI 与 ARB 具有降低尿蛋白的作用,这种减少尿蛋白的作用并不依赖其降压的作用。因此,对于非肾病综合征范围内的蛋白尿可使用 ACEI 和/或 ARB 控制蛋白尿治疗。因用这类药物减少蛋白尿与剂量相关,所以其用药剂量,常需要高于降压所需剂量,但应预防低血压的发生。如选用依那普利 20~30 mg/d 和/或氯沙坦 100~150 mg/d,才可发挥较好的降低蛋白尿和肾脏保护作用。

3.糖皮质激素和细胞毒类药物的应用

由于慢性肾炎是因多种因素引起的综合征表现,其病因、病理类型、病情变化和临床表现、肾功能损害程度等差异很大,故是否应用皮质激素、细胞毒类药物,应根据临床表现和病理类型的不同,综合分析,再确立是否应用。

(1)有大量蛋白尿伴或不伴肾功能轻度损害者,可考虑应用糖皮质激素,一般应用泼尼松 1 mg/(kg·d),治疗过程中严密观察血压和肾功能,一旦有肾功能损害应酌情撤减。

(2)肾功能进行性减退者,不宜继续使用常规的口服糖皮质激素治疗。

(3)根据病理检查结果应用:如果病理检查结果以活动性病变为主,伴有细胞增生、炎症细胞浸润、大量蛋白尿等,则应用激素及细胞毒类积极治疗。如泼尼松 1 mg/(kg·d),环磷酰胺 2 mg/(kg·d)。若病理检查结果为慢性病变为主(肾小管萎缩、间质纤维化),则不考虑皮质激素等免疫抑制剂治疗。如果病理检查结果表现为活动性病变和慢性病变并存,肾功能已有轻度损害(肌酐 <256 μmol/L),伴有大量蛋白尿,这类患者也可考虑皮质激素与细胞毒类药物的治疗(剂量同上),并可加用雷公藤总苷 60 mg/d,分 3 次服用。需密切观察肾功能的变化。

4.抗凝和血小板解聚药物治疗

抗凝药和血小板解聚药有一定的稳定肾功能、减轻肾脏病理损伤、延缓肾病进展的作用。即使无高凝状态和各种病理类型表现者,也可常规较长时间的配合激素及细胞毒类,或单独应用此类药物。常用药物如下。

(1)低分子量肝素:该药的抗凝活性在于与抗凝血酶Ⅲ的结合后肝素链上的

五聚糖抑制剂凝血酶和凝血因子Ⅹa,结果抗栓效果优于抗凝作用,生物利用度高,出血倾向少,半衰期比普通肝素长2～4倍,常用剂量为5 000 U/d,腹壁皮下注射或静脉滴注,一般7～10天为1个疗程。根据临床表现和检验凝血系列,无出血倾向者,可连续应用2～3个疗程。

(2)双嘧达莫:此为血小板解聚药,用量为200～300 mg/d,分3次口服,每月为1个疗程,可连续服用3～6个月。

(3)阿司匹林:50～150 mg/d,每天1次,无出血倾向者可连续服用6个月以上。

(4)盐酸噻氯匹定(抵克立得)250～500 mg/d;西洛他唑50～200 mg/d。

(5)华法林:4～20 mg/d,分2次服用,根据凝血酶原时间以1 mg为阶梯调整剂量。药物使用期间应定期检验凝血酶原时间(3～4周1次),防止出血,应严密观察。

以上的抗凝、溶栓、解聚血小板、扩张血管的中药和西药制剂,在应用时可选择1～4种,应注意有出血倾向者,或有过敏等不良反应者忌用或慎用,并要随时观察凝血酶时间。

5.降脂药物治疗

肾病并发脂质代谢紊乱,可加重肾功能的损害,并引起细胞凋亡,导致组织损伤。因此,当肾病并发脂质异常时,特别是低密度脂蛋白异常,应引起重视进而调节。他汀类药物不仅可以降血脂,更重要的是可以与肾脏纤维化有关分子的活性可逆性抑制系膜细胞、平滑肌细胞和小管上皮细胞对胰岛素样生长因子(PDGF)的增生反应;抑制单核细胞化学趋化蛋白和黏附因子的产生,减轻肾组织的损伤和纤维化。

6.避免加重肾损害的因素

在慢性肾炎的治疗恢复过程中,应积极预防感染、低血容量、腹水、水电解质和酸碱平衡紊乱。避免过度劳累、妊娠和应用肾毒性药物,解除心理压力,如有血尿酸升高应积极治疗等。

第四节　隐匿性肾小球肾炎

隐匿性肾小球肾炎简称隐匿性肾炎,一般指在体检或偶然情况下,尿常规检查发现尿异常,其特点是平常没什么症状,不易被发现;患者无水肿、高血压、肾功能损害等症状,而仅表现为无症状性蛋白尿或无症状性肾小球性血尿,或二者均有,但以一种表现更为突出的一组肾小球疾病。

一、隐匿性肾小球肾炎的病因病机与临床表现

(一)病因病机

本病有不同病因和不同的发病机制,由多种病理类型的原发性肾小球疾病所致,可能由于链球菌、其他球菌、某些杆菌或病毒所引起的免疫反应而致肾脏损害。其病理改变多较轻微,如轻微性的肾小球病变、轻度系膜增生性肾小球肾炎及局灶性节段性肾小球肾炎等病理类型。根据免疫病理表现,又可将系膜增生性肾小球肾炎分为 IgA 肾病和非 IgA 系膜增生性肾小球肾炎。

(二)临床表现

1.无症状性血尿

此型无症状性血尿以持续性肾小球源性镜下血尿和/或反复发作的肉眼血尿为共同临床表现。发病多为青少年,无临床症状和体征。多在尿检验时发现镜下肾小球源性血尿,呈持续性和反复发作性。部分患者在剧烈活动、感染发热情况下,可出现一过性肉眼血尿,并于短时间内迅速消失。根据临床表现也通常称为"单纯性血尿症"或"无症状血尿症",也有的将其称为"隐匿性肾炎血尿症"。

患者临床无水肿、高血压、蛋白尿及肾功能损害表现;血常规、血沉、凝血机制等无异常;尿细菌培养阴性。部分 IgA 肾病患者,血清 IgA 水平可增高,其他免疫球蛋白正常;影像学检查:肾、肾盂、输尿管、膀胱下尿路等均正常。

实验室检查:离心尿高倍镜检查≥3 个红细胞称镜下血尿。100 mL 尿液中有 0.5 mL 血或红细胞,$>5 \times 10^9$/L 称为肉眼血尿。血尿在相差显微镜下观察红细胞形态表现为多种形态的异常红细胞,对肾小球疾病有重要的诊断价值,变形红细胞的多样性与肾小球病变严重性呈相关。镜检发现红细胞管型更能说明为肾小球源性血尿。

2.无症状性蛋白尿

无症状性蛋白尿多见于青年男性,主要表现为持续性蛋白尿,24 小时尿蛋白定量一般在2.0 g以下,以清蛋白为主,无水肿、高血压,且肾功能正常,血液生化及影像学检查均无异常表现,少数患者均有轻度腰酸痛表现。

无症状性蛋白尿由不同类型的肾小球轻微病理改变所致,如膜性肾病、系膜增生性肾炎、微小病变型肾病、局灶性节段性肾小球硬化、IgA 肾病早期。无症

状性蛋白尿常可持续多年，一般预后相对良好。

实验室检查：多次检查尿蛋白呈持续性阳性＋～＋＋＋，24小时蛋白定量常在2.0 g以下，多是中小分子蛋白尿，以清蛋白为主要成分，则为肾小球疾病所致蛋白尿，如果蛋白尿中有IgG成分则为非选择性蛋白尿，其他生化检查及影像学检查均正常。

3.无症状性血尿和蛋白尿

持续性血尿和蛋白尿同时存在，24小时蛋白尿定量一般在1.0～2.0 g，血尿常是镜下肾小球源性血尿，这类患者甚至是非静止的进展性肾小球疾病，通常较单纯性血尿和单纯性蛋白尿预后较重。其他临床症状和影像学检查、生化检查，在发病初中期同上两种类型表现。容易被忽视漏诊，发现后应引起重视，积极观察治疗。

二、隐匿性肾小球肾炎的诊断、鉴别诊断与诊断标准

(一)诊断与鉴别诊断

因隐匿性肾小球肾炎临床症状和体征表现均不明显，为此常被漏诊和误诊。当发现患者有单纯性蛋白尿和单纯性血尿，或同时存在时，应排除其他类型的原发性和继发性肾病和其他原因引起的血尿、蛋白尿，或者尽量做病理检查以明确确诊，特别是单纯血尿患者。仍有少数的患者因肾组织正常难以得出正确结论。

1.无症状性血尿的诊断和鉴别诊断

(1)诊断：血尿的临床诊断需持续多次尿沉渣镜检确诊。隐血定性检查只能作为初步筛查参考，因为单纯性隐血阳性者，在饮食、药物等因素影响下也可出现阳性(如过多食用猪肝、菠菜、铁制剂等)。

无症状血尿大多为青少年，男多于女，大多在体检时或偶然间发现，临床常无其他表现，而表现为单纯性血尿，以持续性镜下血尿为主，无管型，偶见反复肉眼血尿。

(2)鉴别诊断。肾小球源性和非肾小球源性血尿鉴别诊断：肾小球源性血尿表现是红细胞形态及容积，分布曲线异常，异常红细胞多数常呈棘形、肿胀型、皱缩型、破碎红细胞，占60%以上。正常红细胞可占总数的20%以上。如果是非肾小球源性血尿，红细胞呈正常形态而无变异的红细胞。

应辨别是原发性肾小球疾病血尿，还是继发性肾小球血尿。最常见的引起原发性肾小球单纯性血尿有IgA肾病，其次为非IgA肾小球疾病，如系膜增生性肾小球肾炎、局灶性节段硬化性肾小球肾炎；继发性肾小球血尿则由过敏性紫癜

性肾损、红斑狼疮肾损等引起。

如非肾小球源性单纯性正常红细胞尿,应进一步诊断:青年呈剧烈运动后血尿为一过性,休息后消失;青年妇女服用含雌激素避孕药时,可产生腰痛血尿综合征,停用药后血尿可消失。还应排除无症状性泌尿系统结石、肿瘤等泌尿外科疾病。

2.无症状性蛋白尿的诊断和鉴别诊断

无症状性蛋白尿多见于青年男性,呈持续性蛋白尿,通常 24 小时蛋白定量在 2.0 g 以下,以清蛋白为主,无水肿、高血压、肾功能损害等表现,血液生化检查无异常表现,一般可持续多年,预后相对良好。

病理变化可能是不同类型的肾小球疾病引起,如膜性肾病、系膜增生性肾炎、微小病变性肾炎、IgA 肾病的早期、局灶性节段性肾小球硬化症等,以上各类型的肾小球疾病多表现为轻微病理改变。

如尿蛋白增加至 24 小时 3.5 g 以上者,或出现血尿,应引起重视和积极治疗,有条件者进行肾病理检查。

单纯性血尿或蛋白尿有时在一定的诱因下(如过度疲劳、情绪激动、发热、受风寒、咽炎、扁桃体炎等炎症影响下),经数小时或 2～3 天可出现肉眼血尿或蛋白尿增多,经治疗一周内,肉眼血尿可消失,尿蛋白量可下降,或恢复到原来水平。

3.无症状性血尿和蛋白尿的诊断及鉴别诊断

这类患者可发生于多种原发性肾小球疾病,如肾小球轻微病变、轻度系膜增生性肾炎、局灶性节段性肾小球肾炎及 IgA 肾病,甚至某些膜性肾病早期。这类轻微病变性肾小球疾病可呈现长期持续性无症状性血尿和蛋白尿,也有可能是这类肾小球疾病的早期表现。如果疾病缓慢进展而出现水肿、高血压及生化检查异常,则不可诊断为隐匿性肾小球肾炎。也有可能在患者就诊时,已是某些肾小球疾病的恢复期,如急性肾炎等,有可能随着时间进程而自我缓解。

如果血尿和蛋白尿同时较长时间的存在,需排除是否有大量血尿造成的假性蛋白尿,应排除泌尿系统肿瘤、无症状性结石、畸形肾血管等造成的某一局部出血。因大量红细胞伴血浆成分进入尿液,当泌尿道出血＞2 mL 时,可出现尿蛋白阳性,为假性蛋白尿。另外,如泌尿道感染或结核时,由于炎症渗出会导致血尿和蛋白尿,不过泌尿系统感染引发的血尿、蛋白尿常伴有白细胞,或细菌培养阳性,同时有尿道刺激症状表现,并不难鉴别,而且经抗菌治疗在短期内可消失。

(二)诊断标准

(1)无急、慢性肾炎或其他肾脏病病史,肾功能基本正常。

(2)无明显临床症状、体征,而表现为单纯性蛋白尿和/或肾小球源性血尿。

(3)可排除非肾小球血尿或功能性血尿。

(4)以轻度蛋白尿为主者,持续尿蛋白定量<1.0 g/24 h(或 2.0 g/24 h)以下者,可称为单纯性蛋白尿。

(5)以持续性或间断性镜下血尿为主者无其他异常,显微镜检查尿细胞以异形为主,亦称为单纯性血尿,只有确定肾小球性蛋白尿和/或血尿,且患者无水肿、高血压及肾功能减退时才能考虑本病的诊断。必要时需进行肾活检确诊。

三、隐匿性肾小球肾炎的治疗

隐匿性肾小球肾炎目前尚无有效的药物治疗,但在患病过程中应注意监测随访,1 年以上无变化者,可暂时不给予治疗,继续观察。如果尿液改变,尿蛋白渐增至 2.0 g 以上者,或红细胞持续>20 个/HP,可考虑进行治疗,方案如下。

(一)一般治疗

患者以调养为主,勿感冒、劳累,勿用肾毒性药物;如有扁桃体炎应早期摘除扁桃体,如有鼻窦炎、牙周炎、牙髓炎等慢性感染灶时应彻底清除;起居、工作要规律;保持心情舒畅,防止过度劳倦熬夜;忌辛辣刺激食物,戒烟酒等;避免剧烈运动。

(二)药物治疗

如单纯性蛋白尿<1.0 g/24 h,或轻度镜下红细胞尿的患者可进行药物治疗。

1.综合用药治疗

可应用雷公藤总苷,每天 60 mg,分 3 次口服;双嘧达莫 150 mg/d,分 3 次口服;维生素 C 每次 0.5 g,每天 3 次口服;依那普利 5~10 mg,每天 2 次口服;百令胶囊 4 粒,每天 3 次口服。上述药物联合应用 6 个月,每个月为 1 个疗程,如蛋白尿、血尿消失,再持续服用 6 个疗程以上,以巩固治疗,预防复发。

2.糖皮质激素治疗

泼尼松龙 1 mg/(kg·d),初始剂量服用 8 周后,每 2~3 周撤减原用量的 10%,减至最小有效剂量20 mg时,维持 8~12 周,然后渐以每周 2.5 mg 剂量撤减至结束。

3.环磷酰胺治疗

环磷酰胺治疗与激素联合用可减少反复率,而对蛋白尿和血尿有疗效,剂量为 100 mg/d,或2 mg/(kg·d),分 2~3 次口服,或 200 mg 隔天静脉滴注,累计量达 6~8 g 后停药。应用时注意骨髓抑制血球下降、中毒性肝炎、出血性膀胱炎、性腺抑制等不良反应。

4.血管紧张素转化酶抑制剂和血管紧张素Ⅱ受体阻滞剂应用

从小剂量开始适应后,渐渐增加用量。如应用依那普利、氯沙坦钾(科素亚)等。

隐匿性肾炎病理改变实属于肾小球系膜轻中度弥漫性或局灶性增生病变,但总的来说经过重视调护,不论是持续性蛋白尿或持续性血尿,病情都可在数年甚至 20~30 年内处于稳定状态,且保持较好的肾功能。但也有少数患者在较长的病程中,因感染、过度劳倦、精神刺激、寒冷刺激等影响,突然诱发病情加重,迁延不愈而进入肾功能不全期,水肿、高血压、大量蛋白尿或肉眼血尿等随之表现出来。其病理类型多见于肾小球基膜、系膜增生或局灶性肾小球硬化,对此种情况应引起重视,进行积极治疗和调护。

目前,最新针对隐匿性肾炎的研究发现,并非过去大多数认为的"隐匿性肾炎不治疗也可以"。隐匿性肾炎已经有病理损伤,且肾脏开始纤维化时,如果得不到很好的控制和治疗,则在某些诱发因素的影响下,可发展为尿毒症,为此,应进行积极的调治。

参 考 文 献

[1] 李军红.现代内科疾病诊疗与护理实践[M].长春:吉林科学技术出版社,2020.

[2] 郑杰,闫荟如,肖品品.临床神经内科学[M].沈阳:辽宁科学技术出版社有限责任公司,2022.

[3] 马路.实用内科疾病诊疗[M].济南:山东大学出版社,2022.

[4] 齐贵彬.新编心内科疾病诊疗学[M].南昌:江西科学技术出版社,2020.

[5] 王军燕.新编临床内科疾病诊疗学[M].天津:天津科学技术出版社,2020.

[6] 徐玮,张磊,孙丽君,等.现代内科疾病诊疗精要[M].青岛:中国海洋大学出版社,2021.

[7] 赵广阳.实用心内科疾病诊疗与介入应用[M].北京:中国纺织出版社,2022.

[8] 陈云.现代临床内科疾病诊疗学[M].长沙:湖南科学技术出版社,2020.

[9] 邹琼辉.常见内科疾病诊疗与预防[M].汕头:汕头大学出版社,2021.

[10] 方千峰.常见内科疾病临床诊治与进展[M].北京:中国纺织出版社,2020.

[11] 胡春荣.神经内科常见疾病诊疗要点[M].北京:中国纺织出版社,2022.

[12] 明晓.临床呼吸内科病诊疗[M].沈阳:沈阳出版社,2020.

[13] 王庆秀.内科临床诊疗及护理技术[M].天津:天津科学技术出版社,2020.

[14] 黄忠.现代内科诊疗新进展[M].济南:山东大学出版社,2022.

[15] 马雨霞.临床呼吸系统疾病诊疗规范[M].北京:中国纺织出版社,2021.

[16] 苗传燕.临床内科疾病诊疗与护理[M].沈阳:沈阳出版社,2020.

[17] 黄佳滨.实用内科疾病诊治实践[M].北京:中国纺织出版社,2021.

[18] 胥杰,董燕丽,陈峰,等.常见呼吸内科疾病诊断与治疗[M].哈尔滨:黑龙江科学技术出版社,2021.

[19] 刘江波,徐琦,王秀英.临床内科疾病诊疗与药物应用[M].汕头:汕头大学出版社,2021.

[20] 孔小轶,南勇.心血管疾病诊断与鉴别诊断手册[M].北京:北京大学医学出版社,2022.

[21] 刘玮.现代内科学诊疗要点[M].北京:中国纺织出版社,2022.

[22] 周光耀.实用内科疾病诊疗技术[M].天津:天津科学技术出版社,2020.

[23] 韩英.心血管疾病诊疗进展[M].沈阳:辽宁科学技术出版社,2021.

[24] 苑志勇.临床内科常见疾病诊疗与护理[M].北京:世界图书出版公司.2020.

[25] 王为光.现代内科疾病临床诊疗[M].北京:中国纺织出版社,2021.

[26] 费秀斌.内科疾病检查与治疗方法[M].北京:中国纺织出版社,2022.

[27] 赵晓宁.内科疾病诊断与治疗精要[M].开封:河南大学出版社,2021.

[28] 郑信景.实用心内科诊疗学[M].哈尔滨:黑龙江科学技术出版社,2020.

[29] 刘雪艳,刘娜,沙俊莹,等.内科常见疾病临床诊断与治疗[M].哈尔滨:黑龙江科学技术出版社,2021.

[30] 厉有名,韩英,陈亮安.普通内科学[M].北京:人民卫生出版社,2022.

[31] 高媛媛.神经内科常见疾病检查与治疗[M].哈尔滨:黑龙江科学技术出版社,2021.

[32] 王晓彦.内科常见病诊治指南[M].济南:山东大学出版社,2022.

[33] 樊书领.神经内科疾病诊疗与康复[M].开封:河南大学出版社,2021.

[34] 金琦.内科临床诊断与治疗要点[M].北京:中国纺织出版社,2021.

[35] 付玉娜.内科系统疾病的诊疗与护理[M].天津:天津科学技术出版社,2020.

[36] 吴木强.呼吸内科抗生素的合理临床应用[J].世界最新医学信息文摘,2021,21(34):249-250.

[37] 王紫汀.肺炎呼吸内科疾病临床治疗研究[J].百科论坛电子杂志,2021,(5):281.

[38] 苏清娟,石彩凤,尹伟莹.冠心病心绞痛心内科规范治疗的临床疗效观察[J].世界最新医学信息文摘,2021,21(55):99-100.

[39] 刘楠楠.心内科病患住院感染风险分析与控制对策研究[J].黑龙江科学,2022,13(14):89-91.

[40] 曹艳春.肾内科住院药物安全隐患及防范对策[J].世界临床药物,2022,43(4):485.